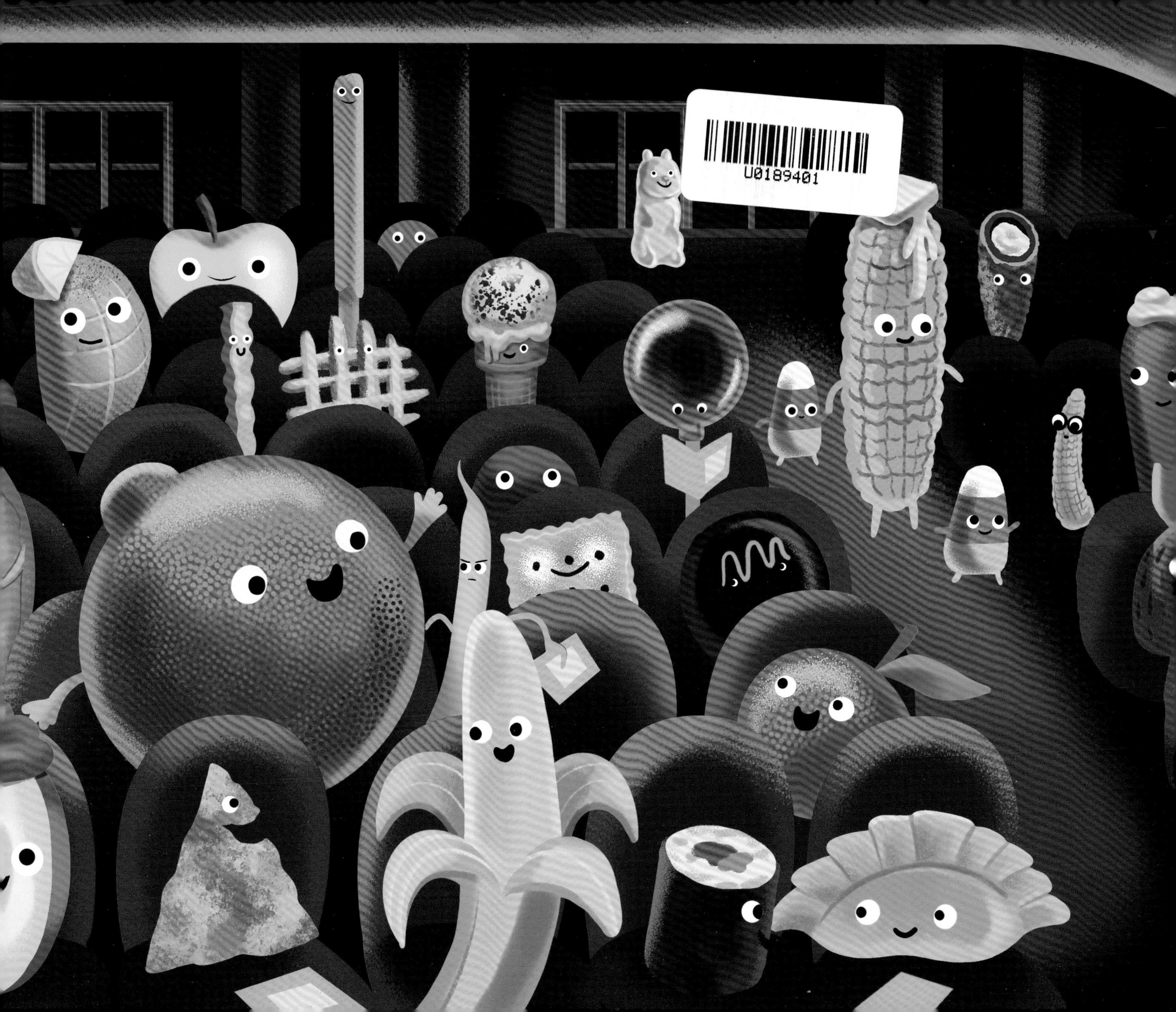

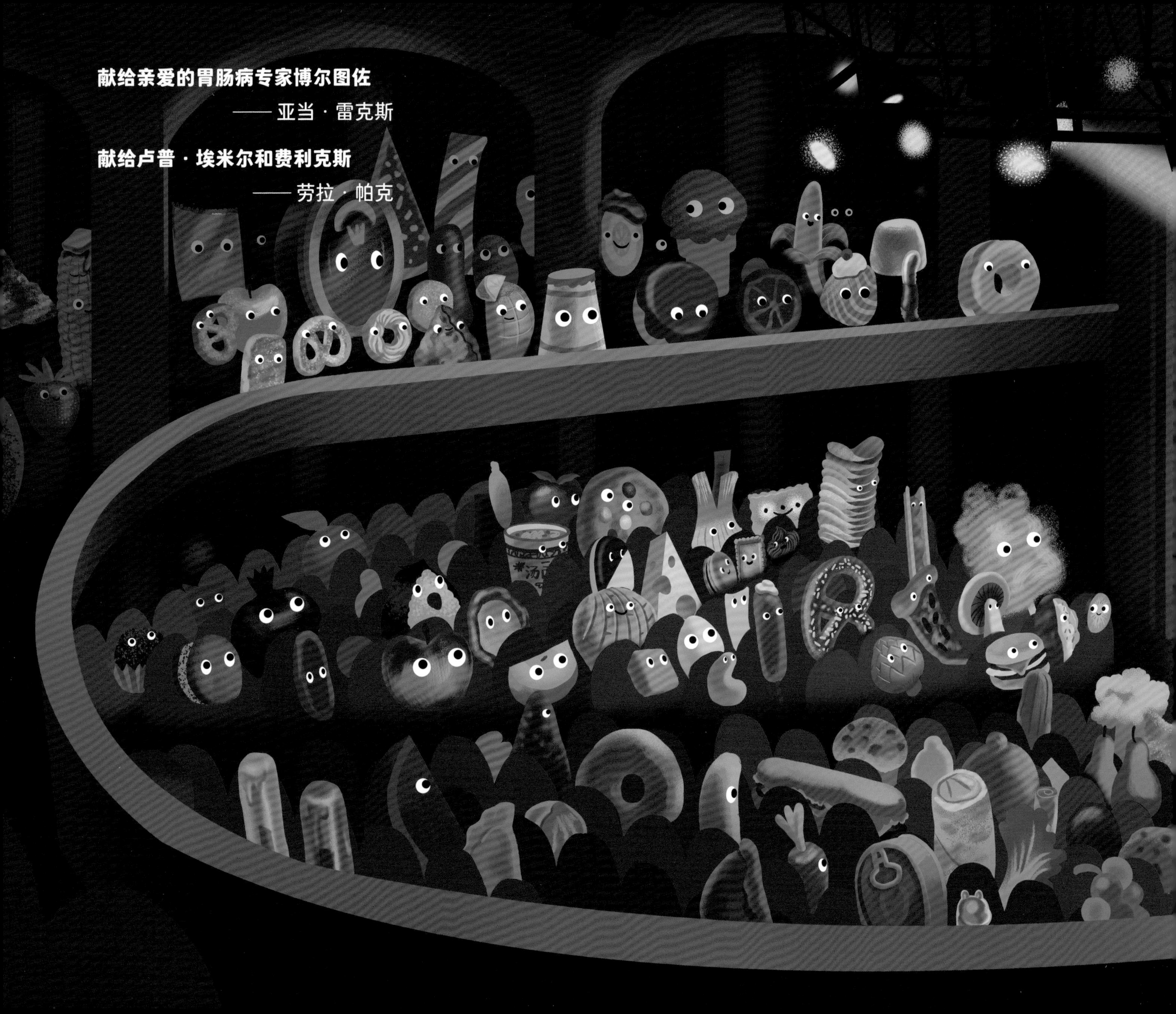

献给亲爱的胃肠病专家博尔图佐

——亚当·雷克斯

献给卢普·埃米尔和费利克斯

——劳拉·帕克

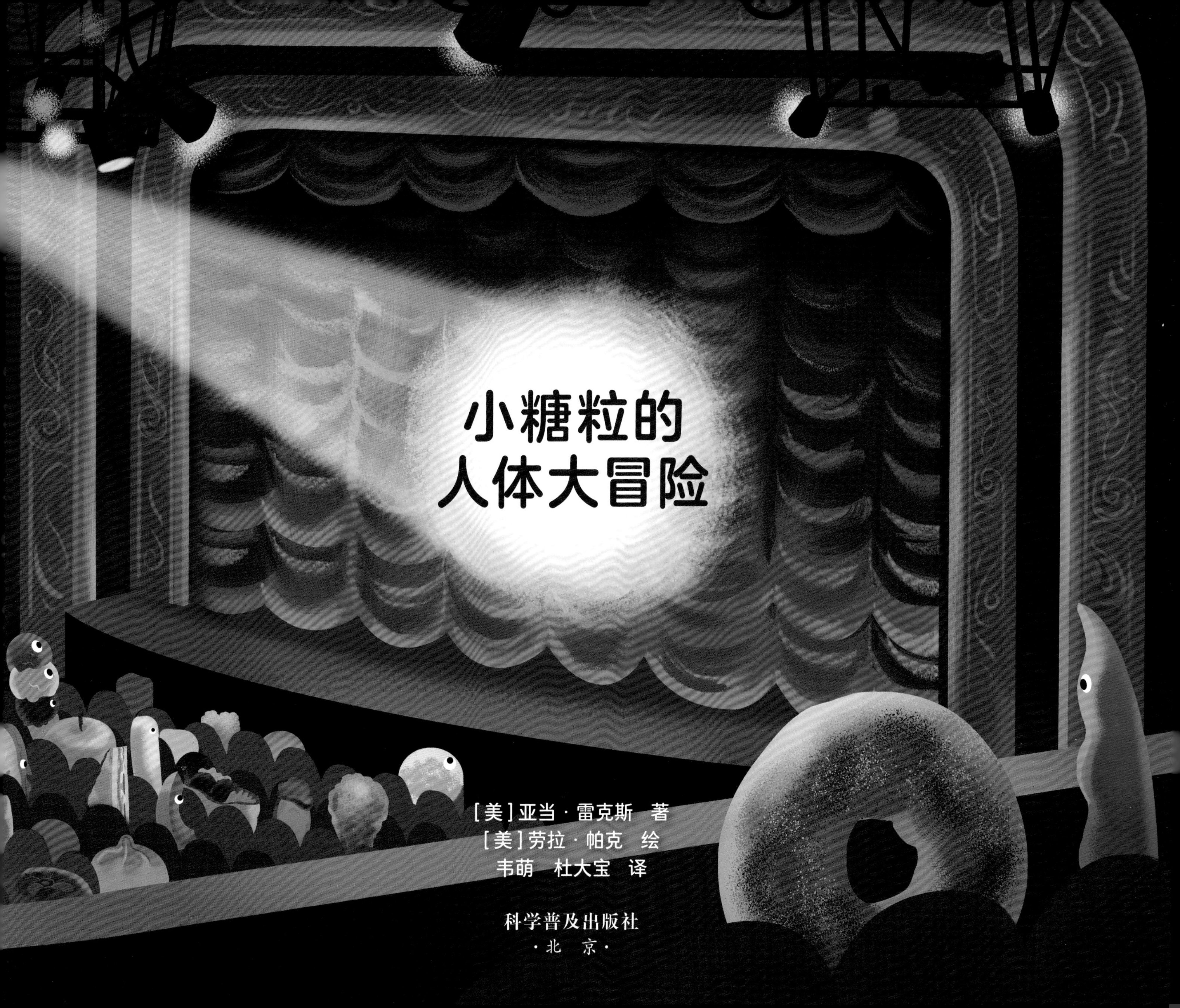

小糖粒的人体大冒险

[美]亚当·雷克斯 著
[美]劳拉·帕克 绘
韦萌 杜大宝 译

科学普及出版社
·北 京·

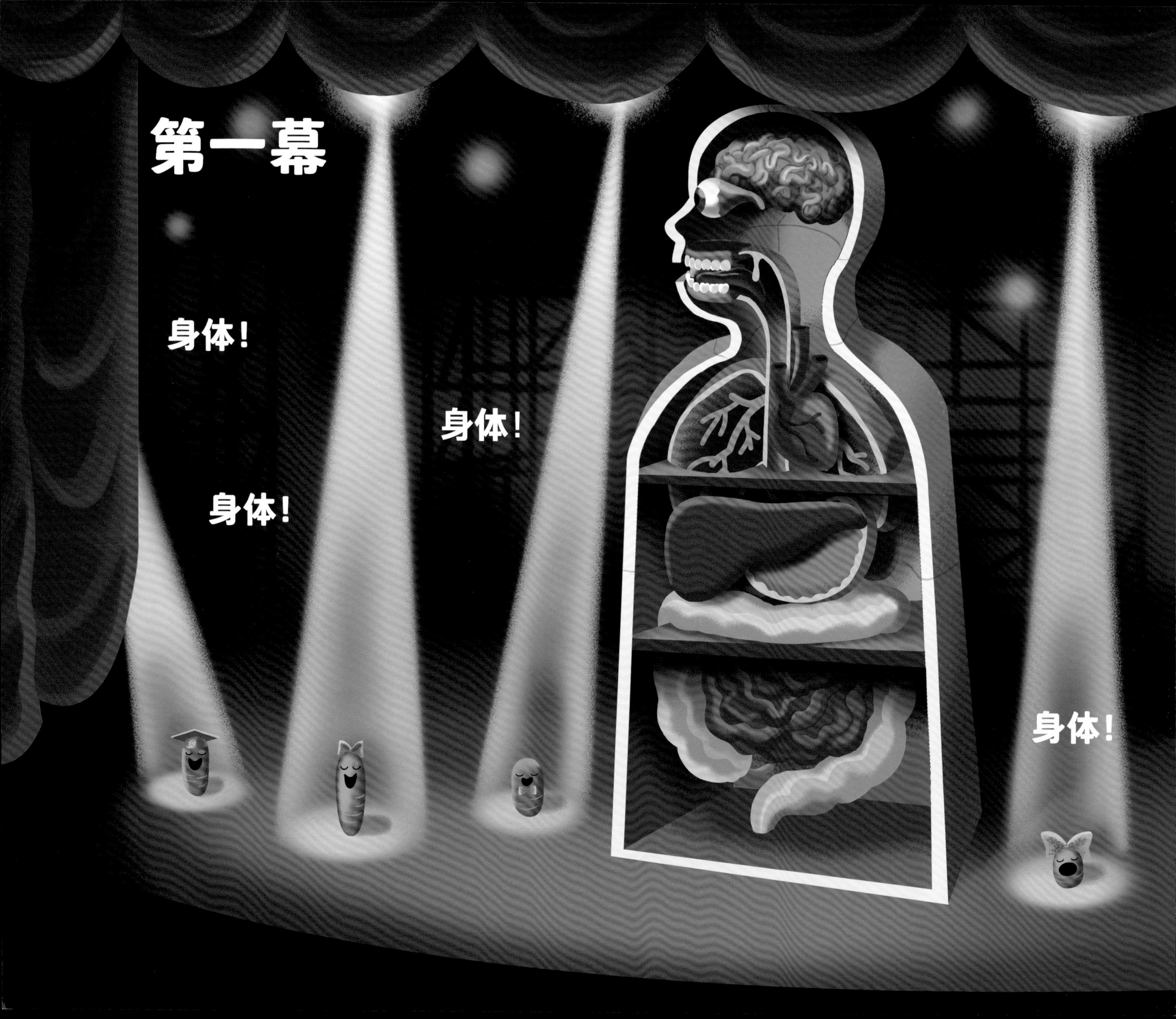
第一幕
身体！
身体！
身体！
身体！

你的骨骼支撑着你的
肌肉，你的肌肉让你
能够行动。

你的心脏必须努力工作，
才能让血液在身体里流动！

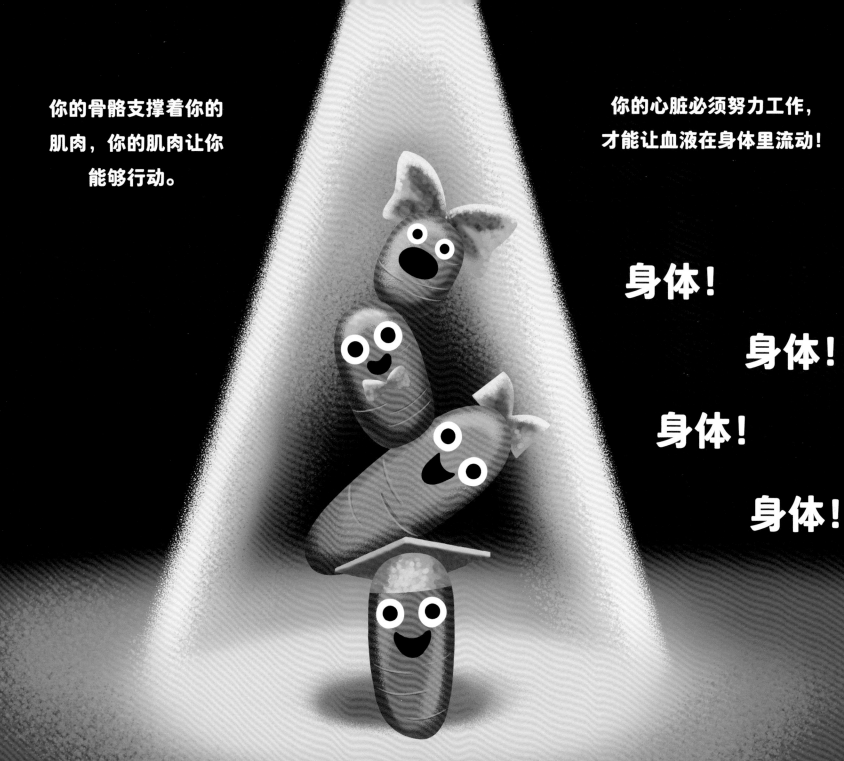

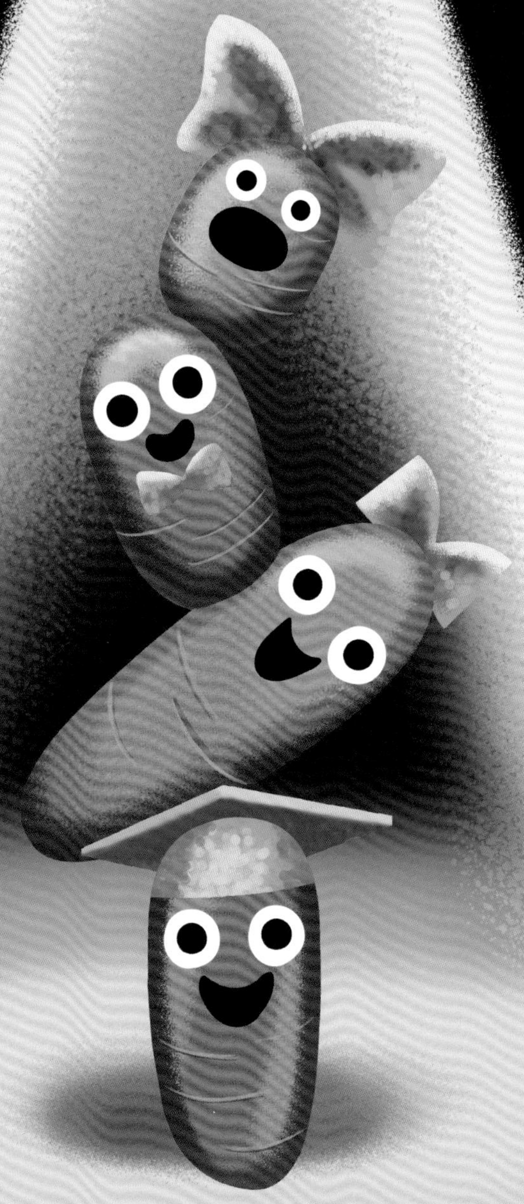

身体！

身体！

身体！

身体！

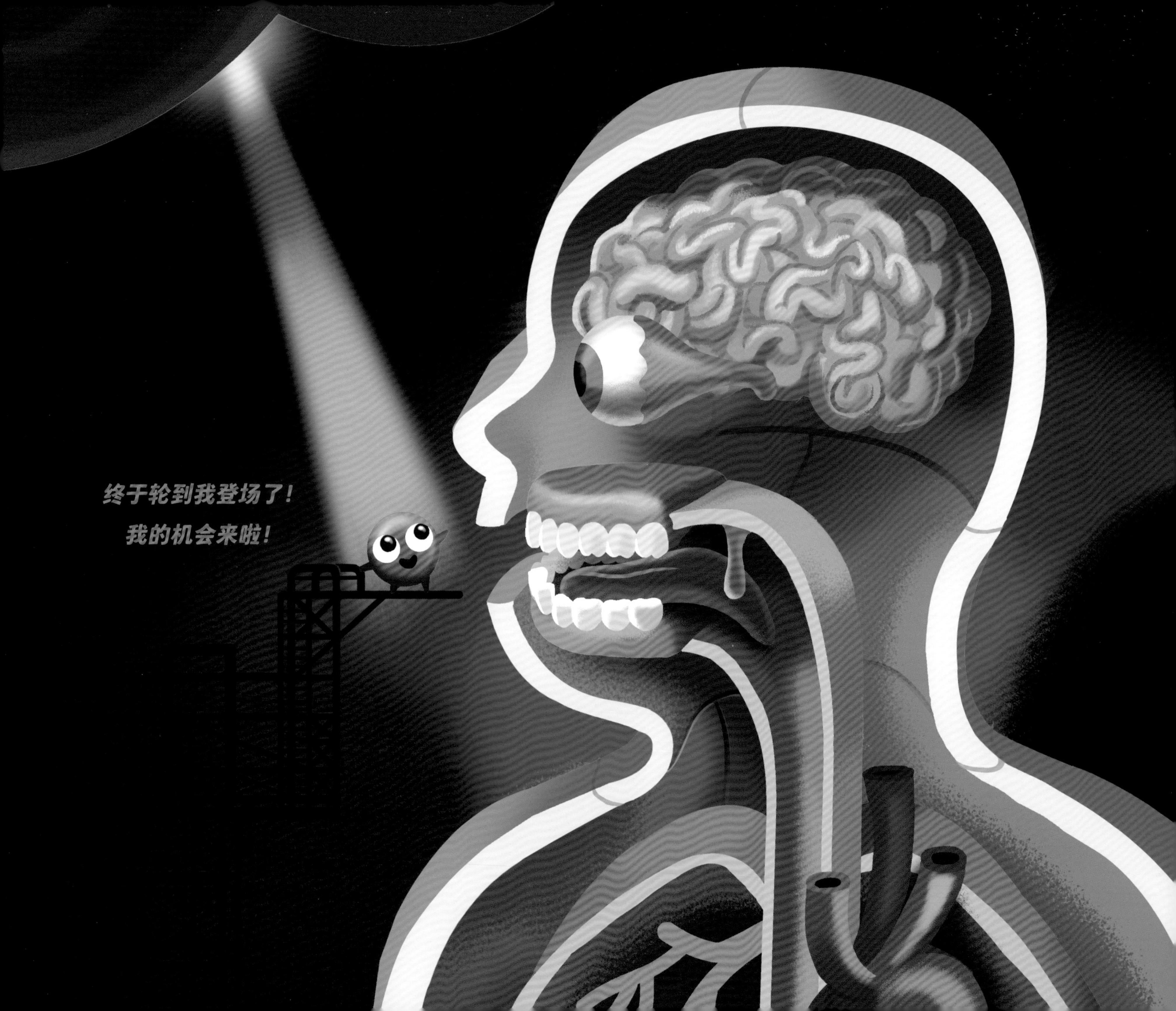
终于轮到我登场了！
我的机会来啦！

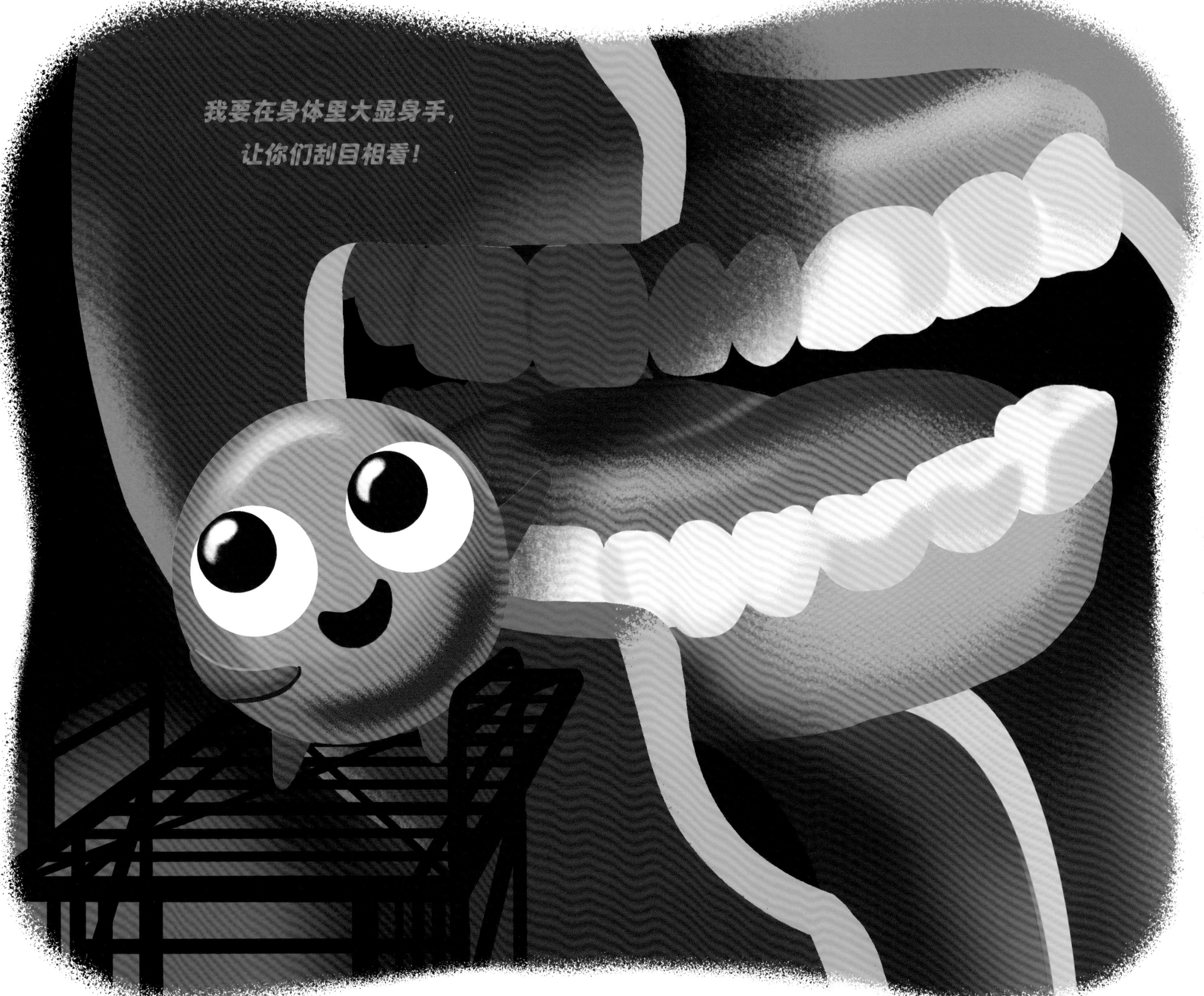
我要在身体里大显身手，
让你们刮目相看！

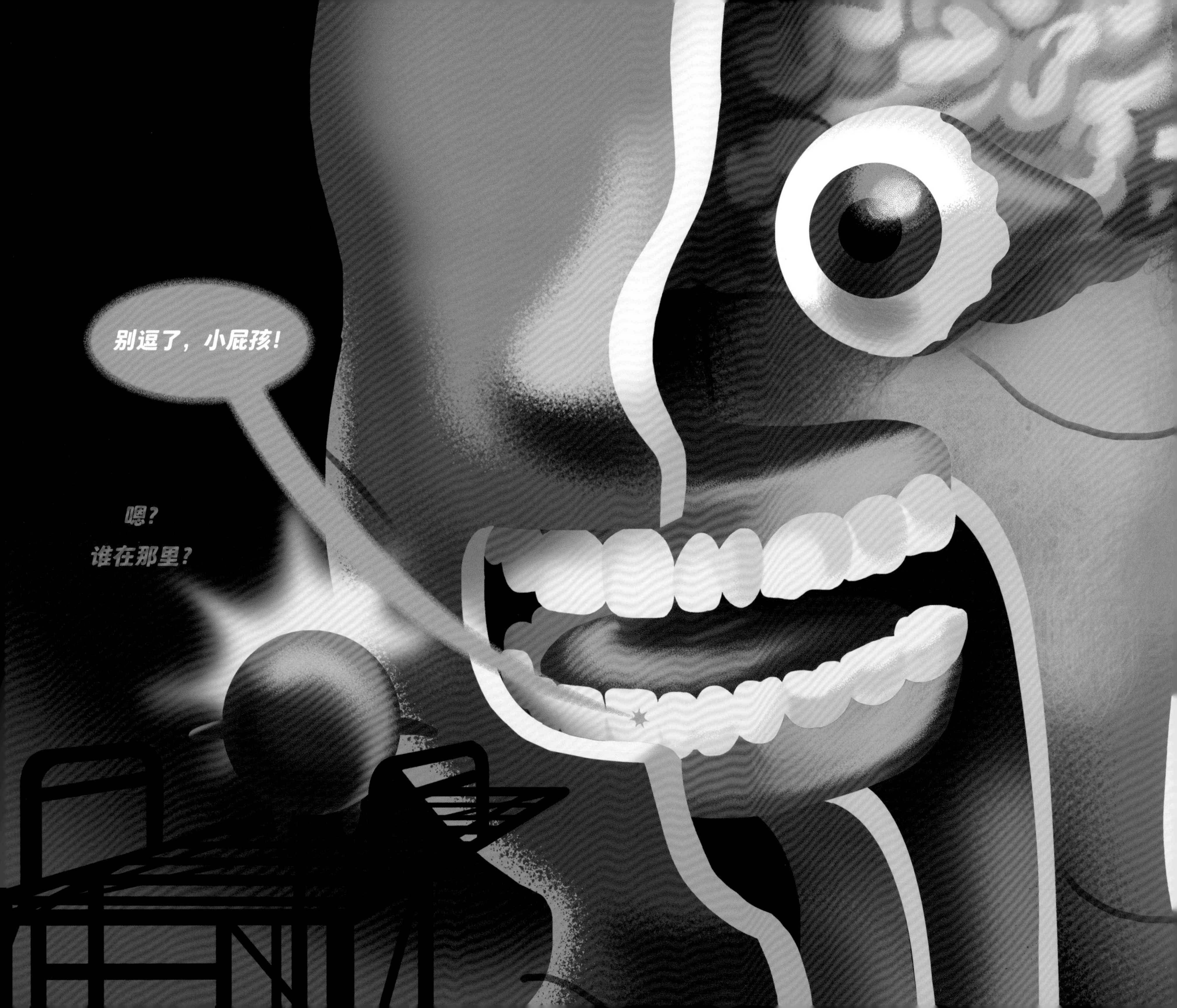
别逗了，小屁孩！
嗯？
谁在那里？

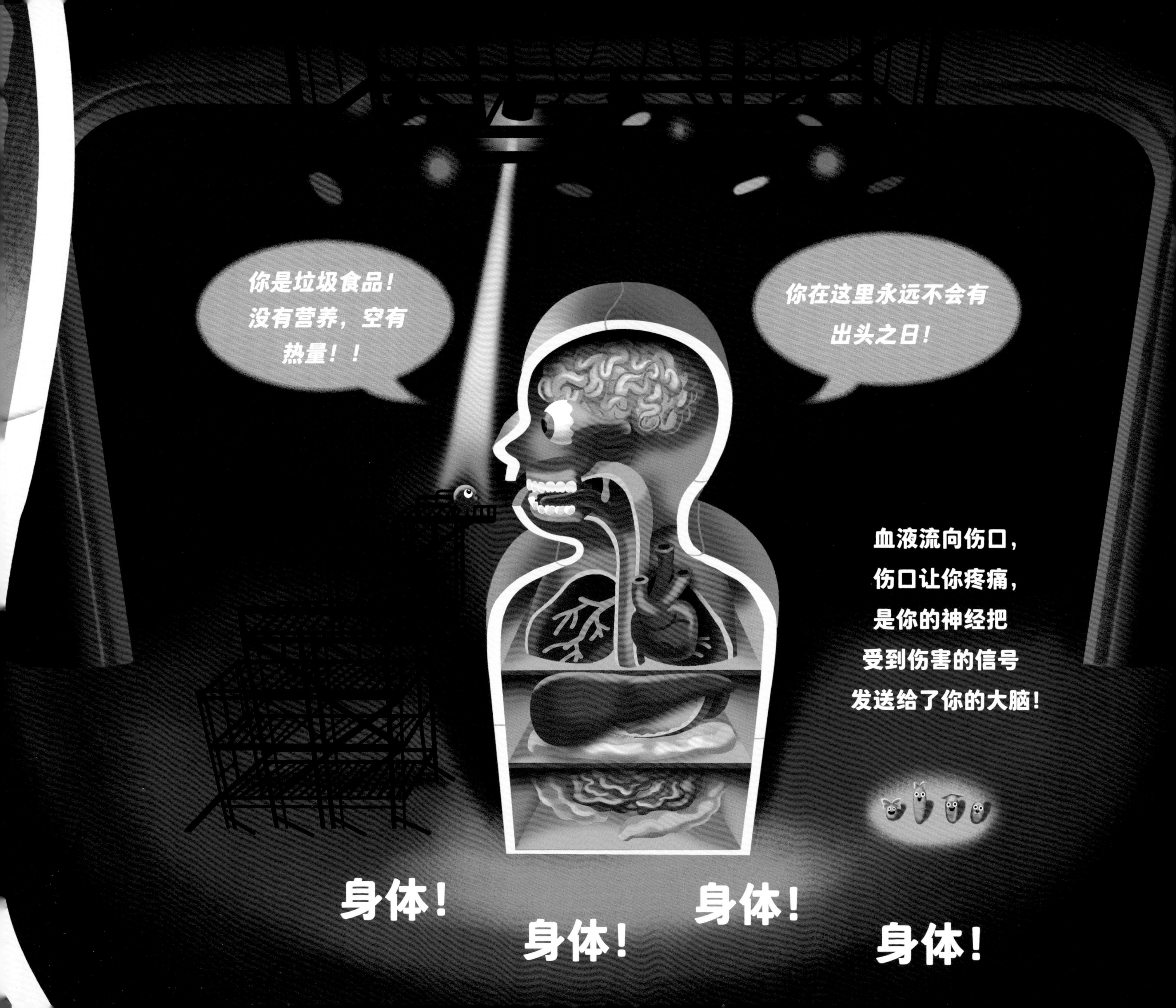

血液流向伤口，
伤口让你疼痛，
是你的神经把
受到伤害的信号
发送给了你的大脑！

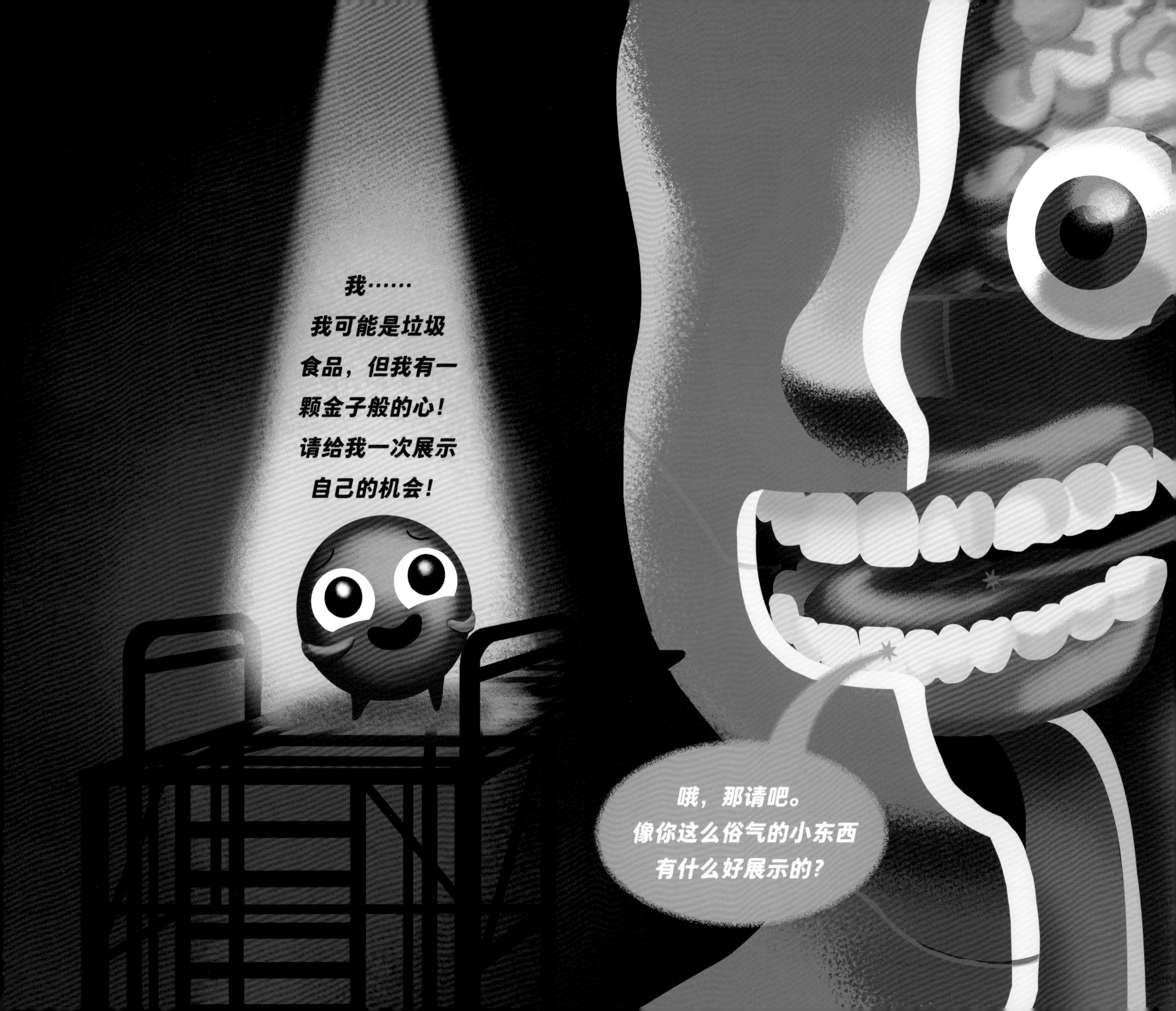
我……
我可能是垃圾食品，但我有一颗金子般的心！请给我一次展示自己的机会！
哦，那请吧。像你这么俗气的小东西有什么好展示的？

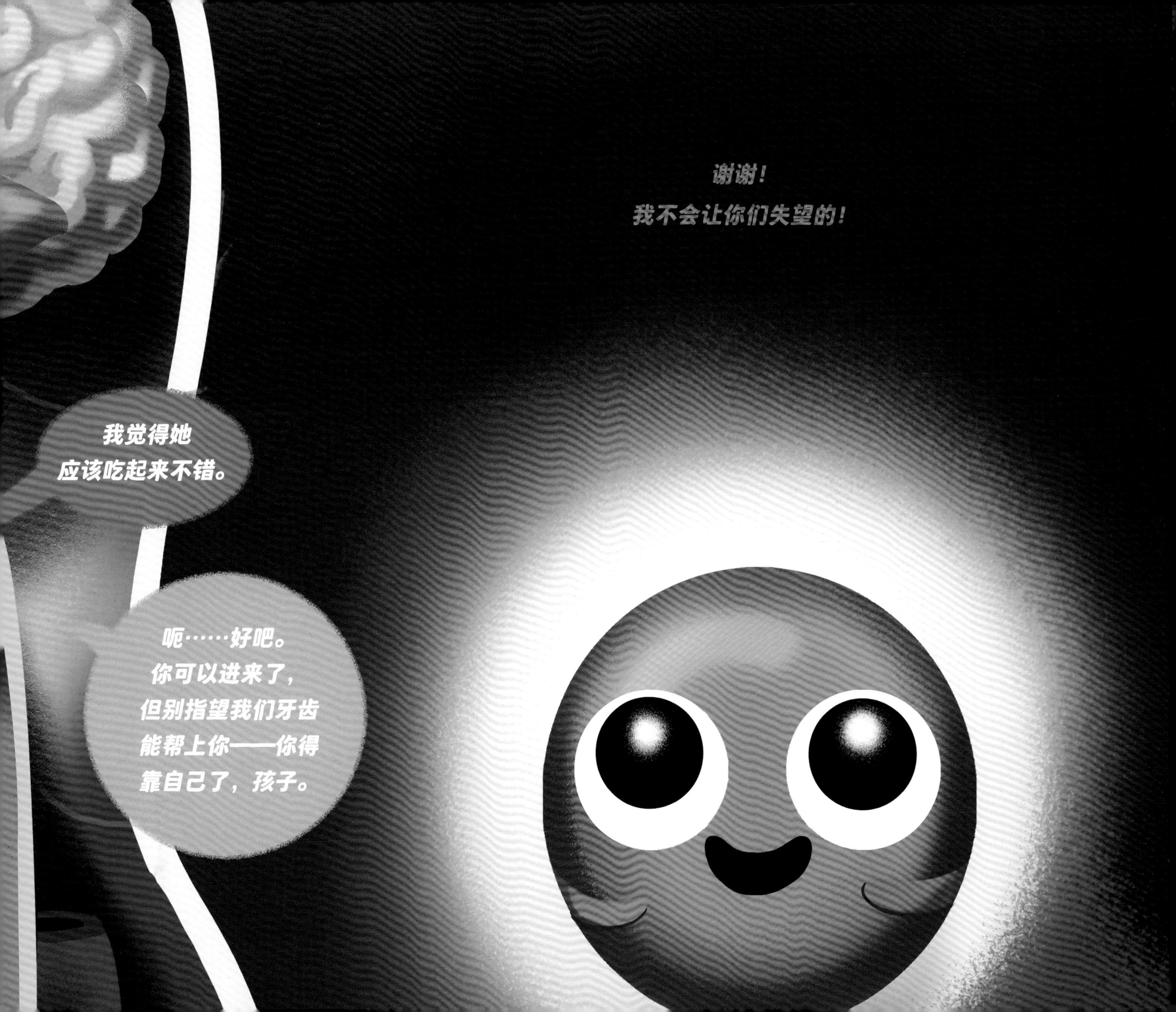
我觉得她应该吃起来不错。
呃……好吧。你可以进来了，但别指望我们牙齿能帮上你——你得靠自己了，孩子。
谢谢！
我不会让你们失望的！

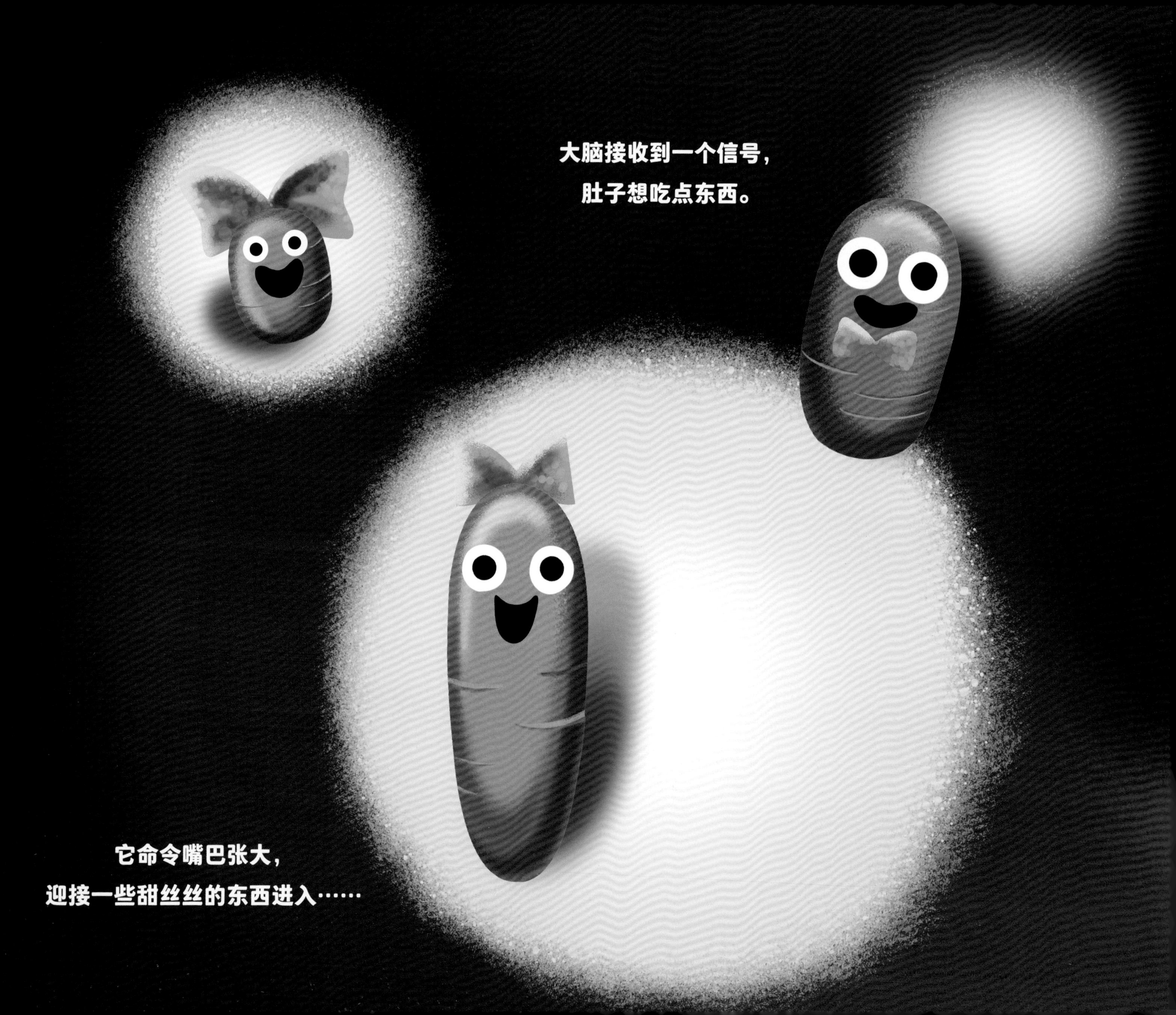

大脑接收到一个信号，
肚子想吃点东西。

它命令嘴巴张大，
迎接一些甜丝丝的东西进入……

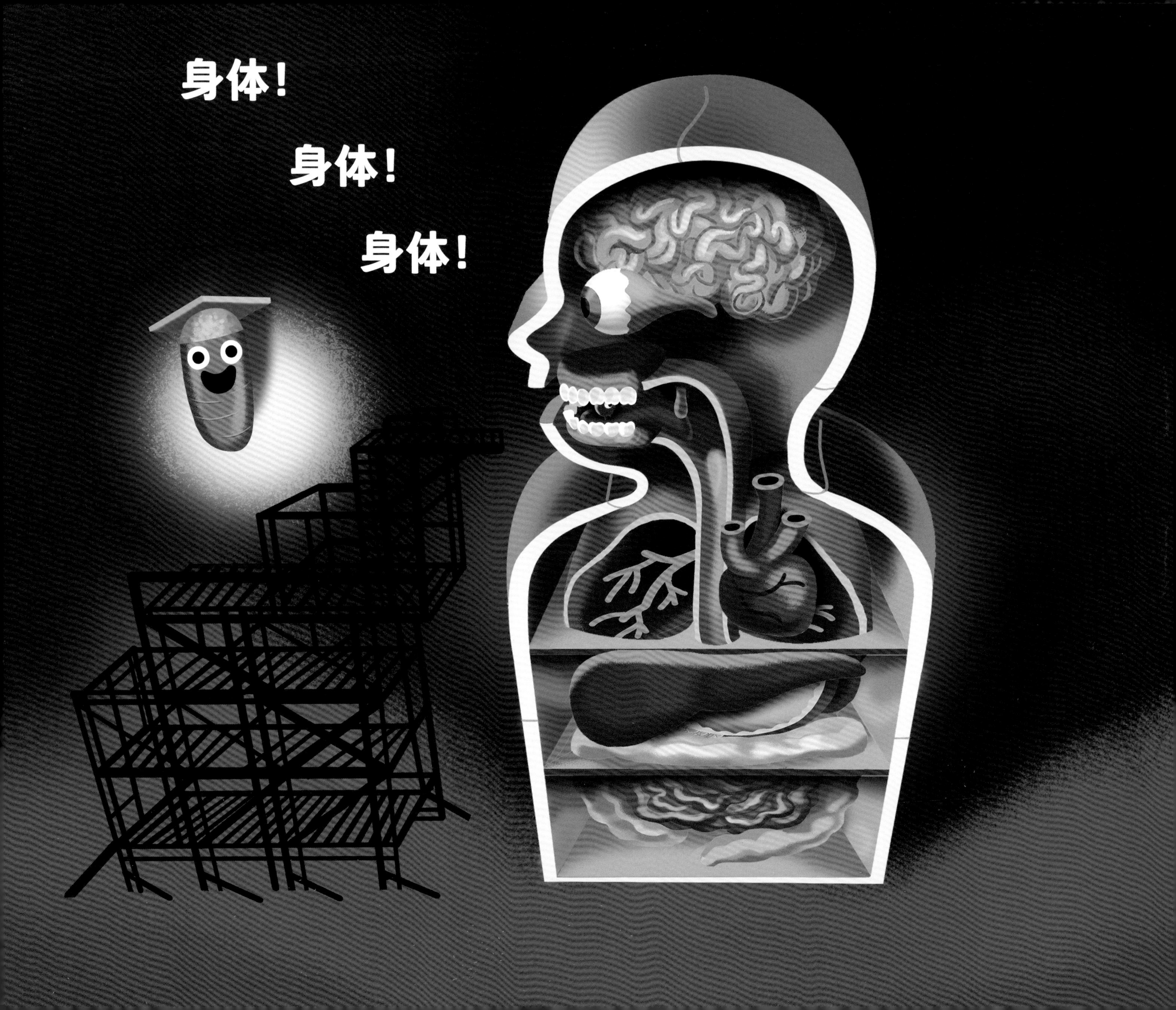
身体！
身体！
身体！

咕噜咕噜剧场荣誉出品

小糖粒的人体大冒险

音乐剧

被我们嚼碎咽下去的东西在身体里经历了什么？
快来一探究竟吧！

领衔主演
你的身体

主演
小糖粒
口香糖大哥

主演
小胡萝卜合唱团

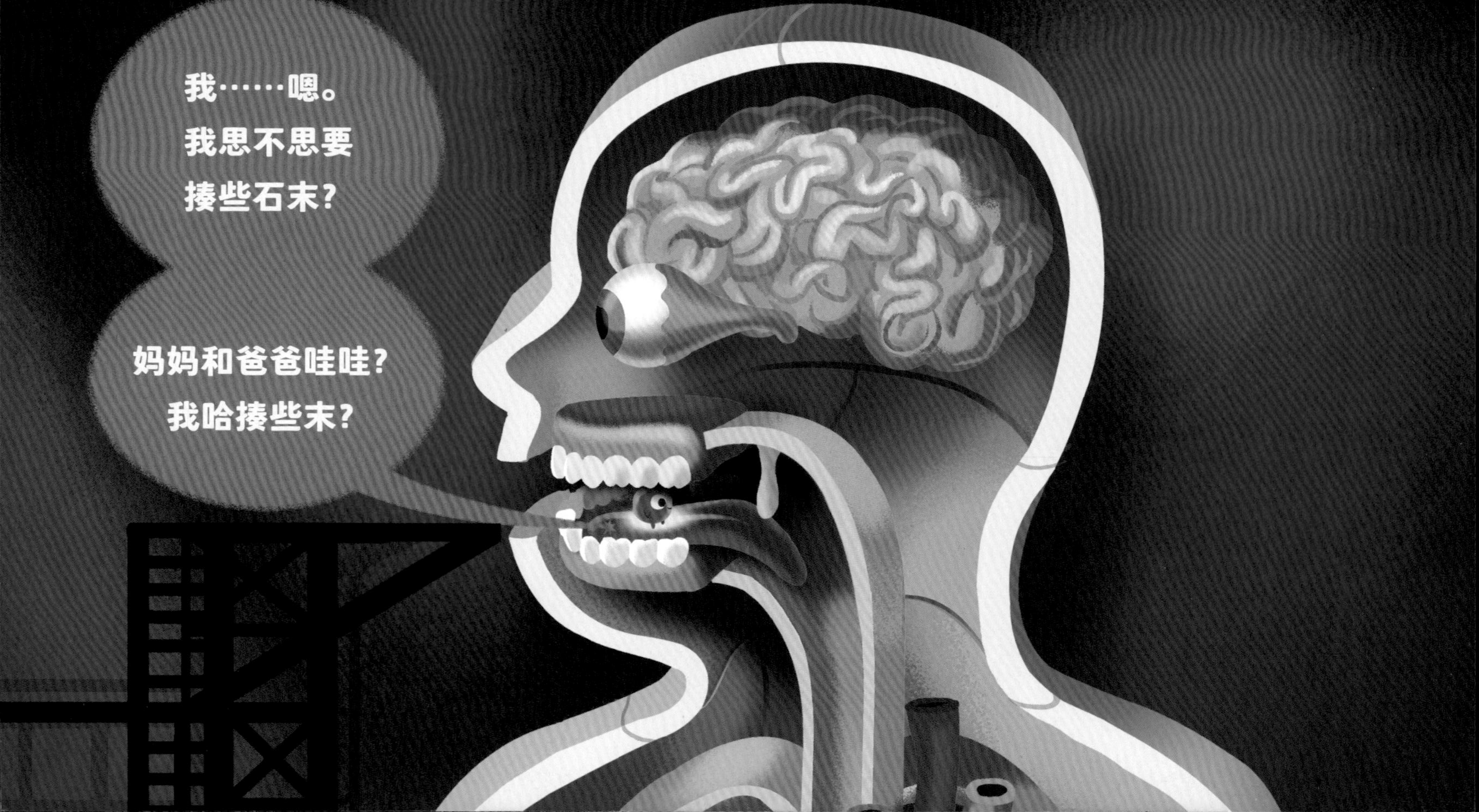
我……嗯。
我思不思要
搂些石末？
妈妈和爸爸哇哇？
我哈搂些末？

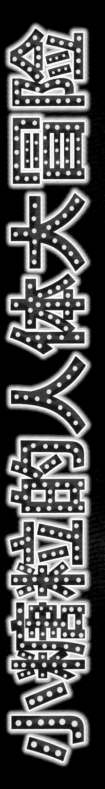

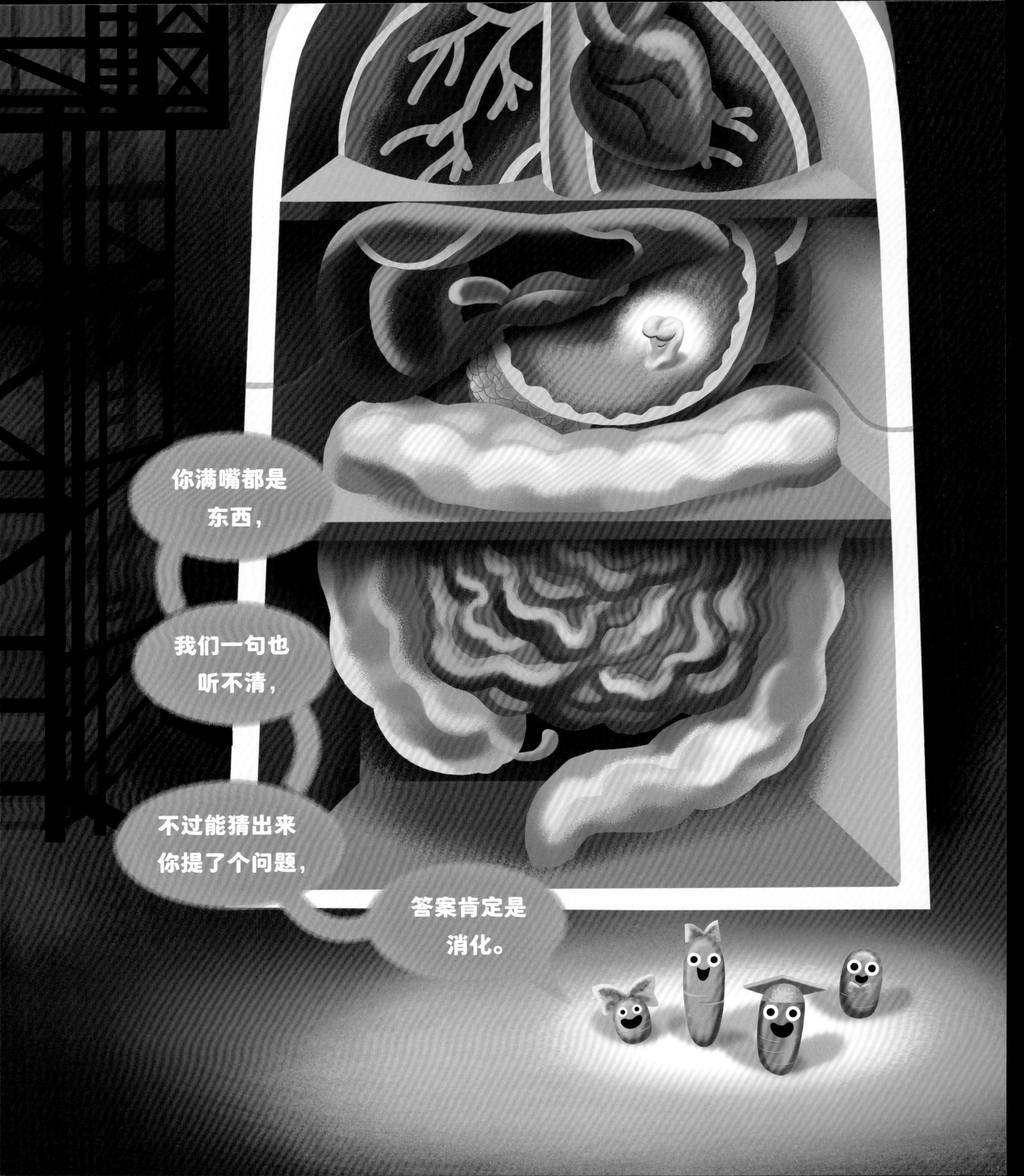
你满嘴都是东西，
我们一句也听不清，
不过能猜出来你提了个问题，
答案肯定是消化。

消化！ （什么？什么？）

消化！ （没错！）

如果你往嘴里
塞了些能吃的东西，
消化系统就开始工作了。

消化从食物被
咀嚼的那一刻
就启动了。

咽下去的
食物会在胃里
充分混合，

也许待一个小时，
或许更久，
要两个小时，

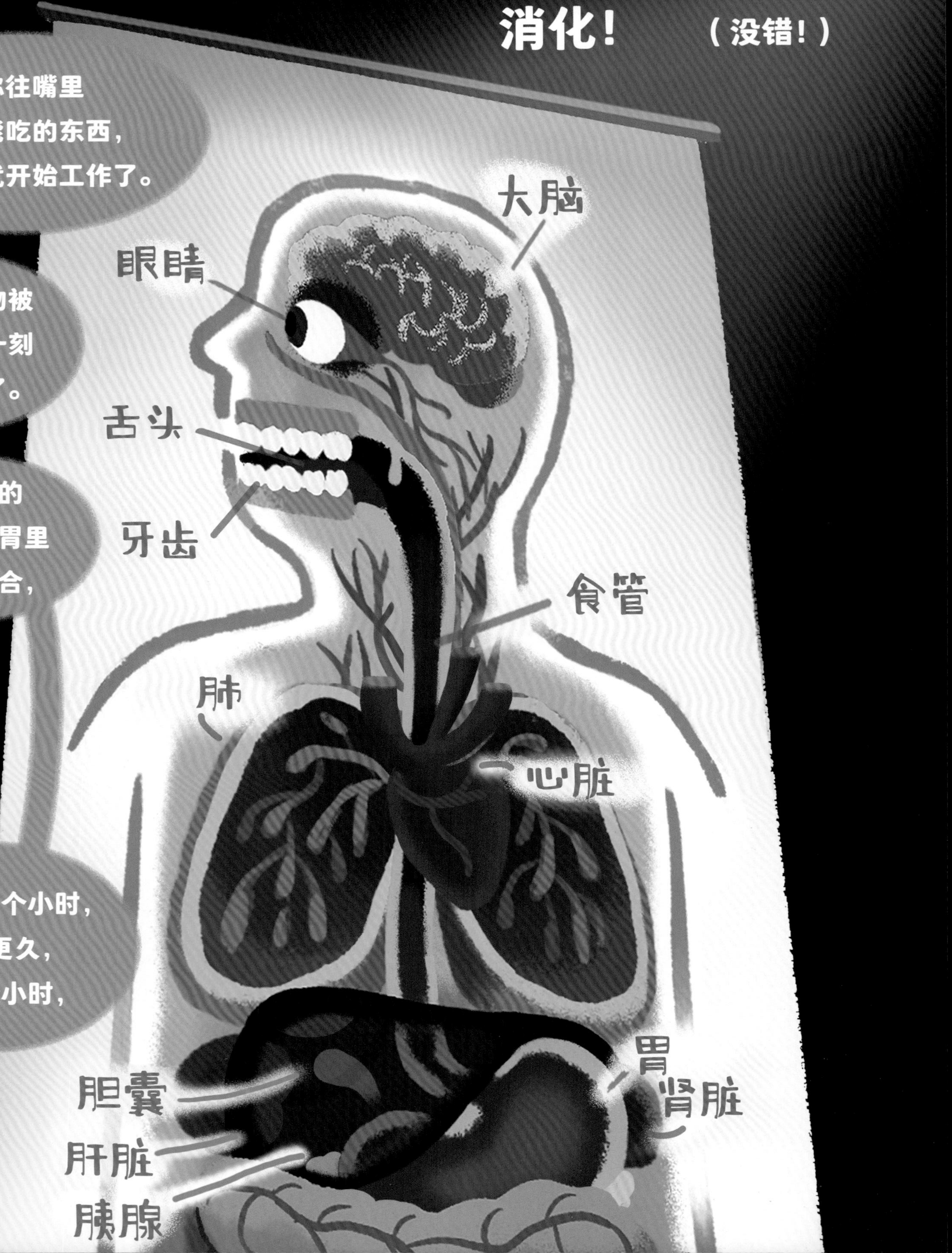

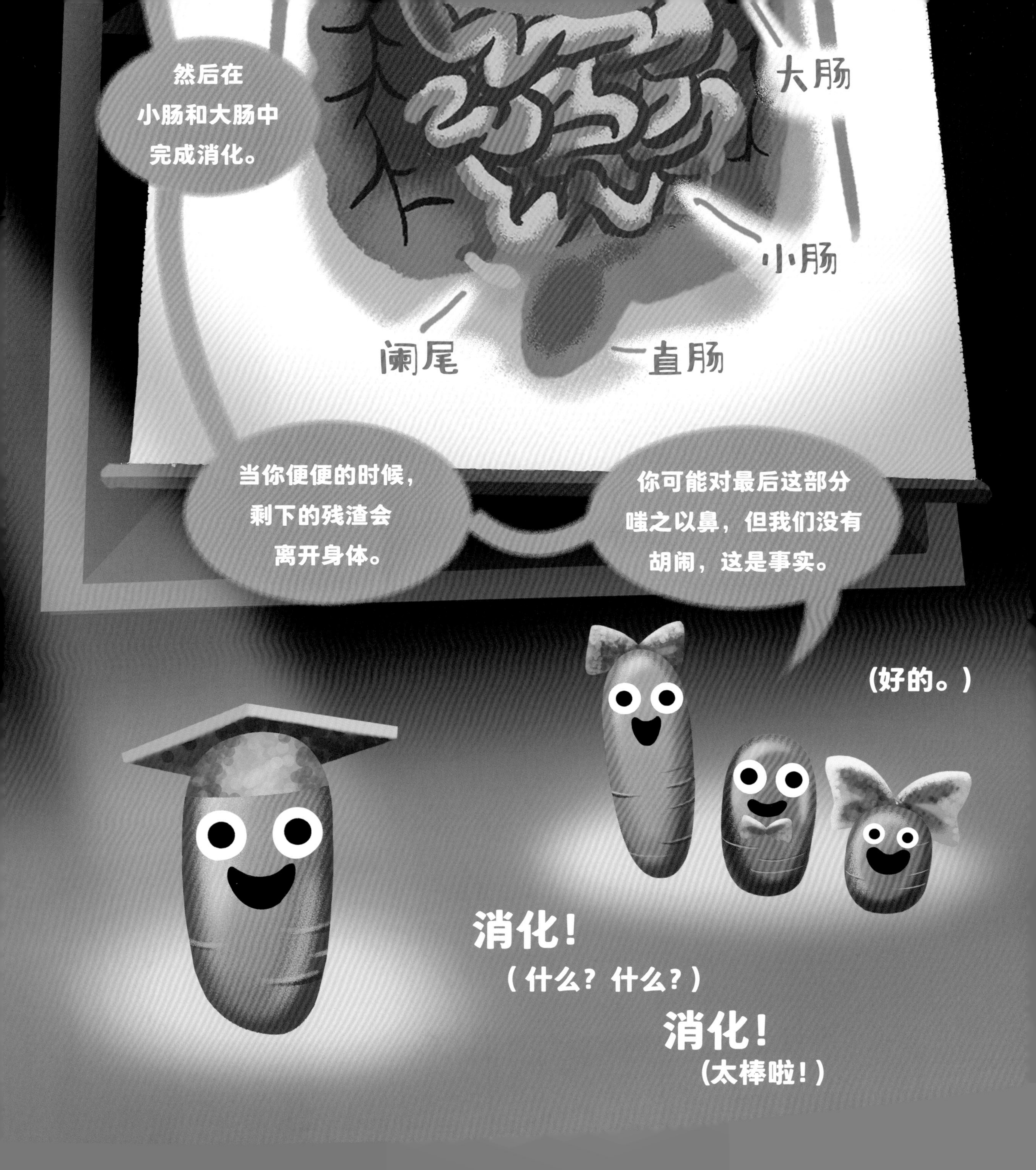
然后在
小肠和大肠中
完成消化。
大肠
小肠
阑尾
直肠
当你便便的时候，
剩下的残渣会
离开身体。
你可能对最后这部分
嗤之以鼻，但我们没有
胡闹，这是事实。
（好的。）
消化！
（什么？什么？）
消化！
（太棒啦！）

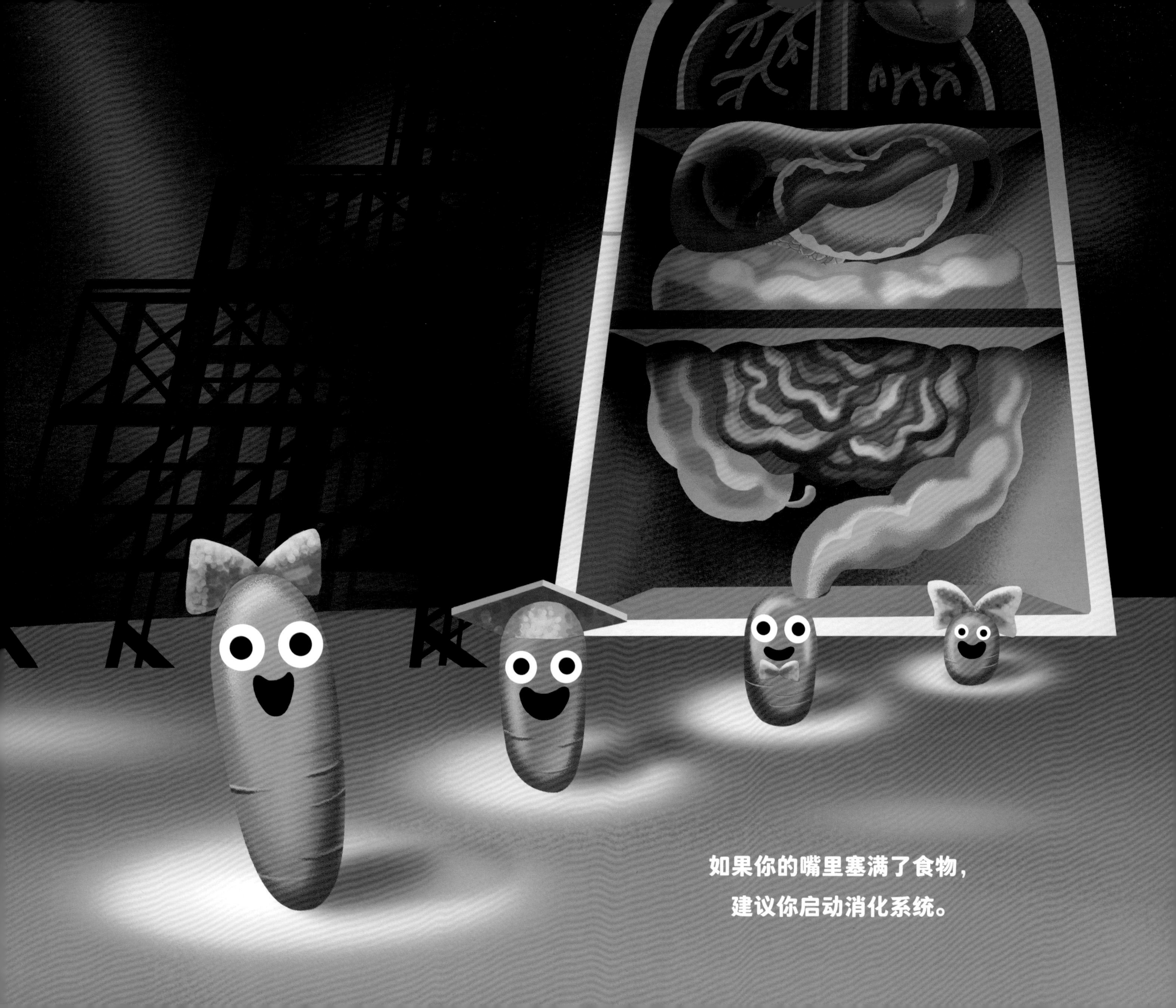

如果你的嘴里塞满了食物，

建议你启动消化系统。

我们已经介绍完了，
主题曲也唱过了。
来看看小糖粒吧，
她正惬意地躺在舌头上呢。

轮到她上场了，
可是给她首秀机会的这个舞台
却不太配合，

这张嘴没有在咀嚼，

这张嘴没有在咀嚼。

第二幕

今晚，

终于有人有胃口了！

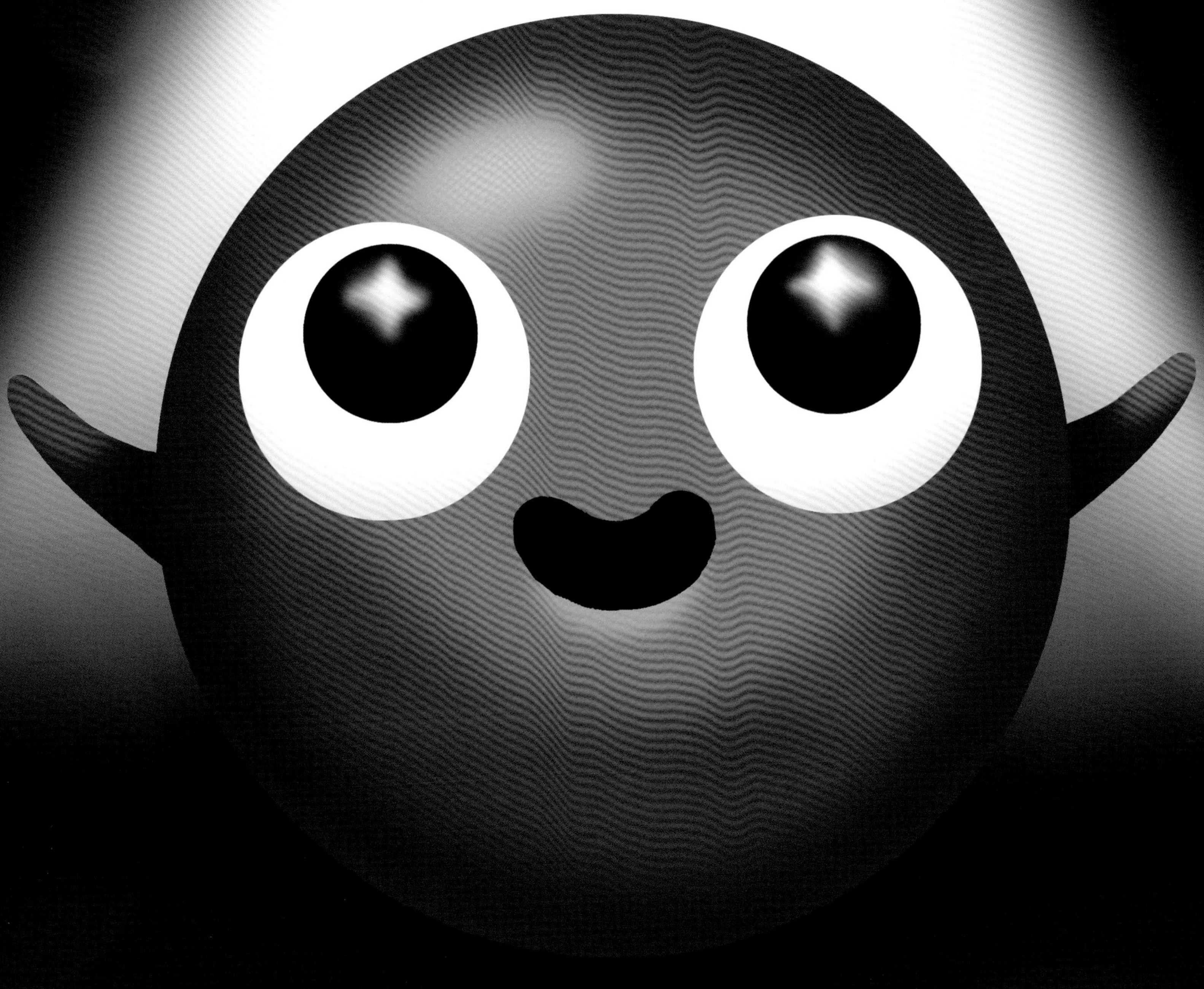

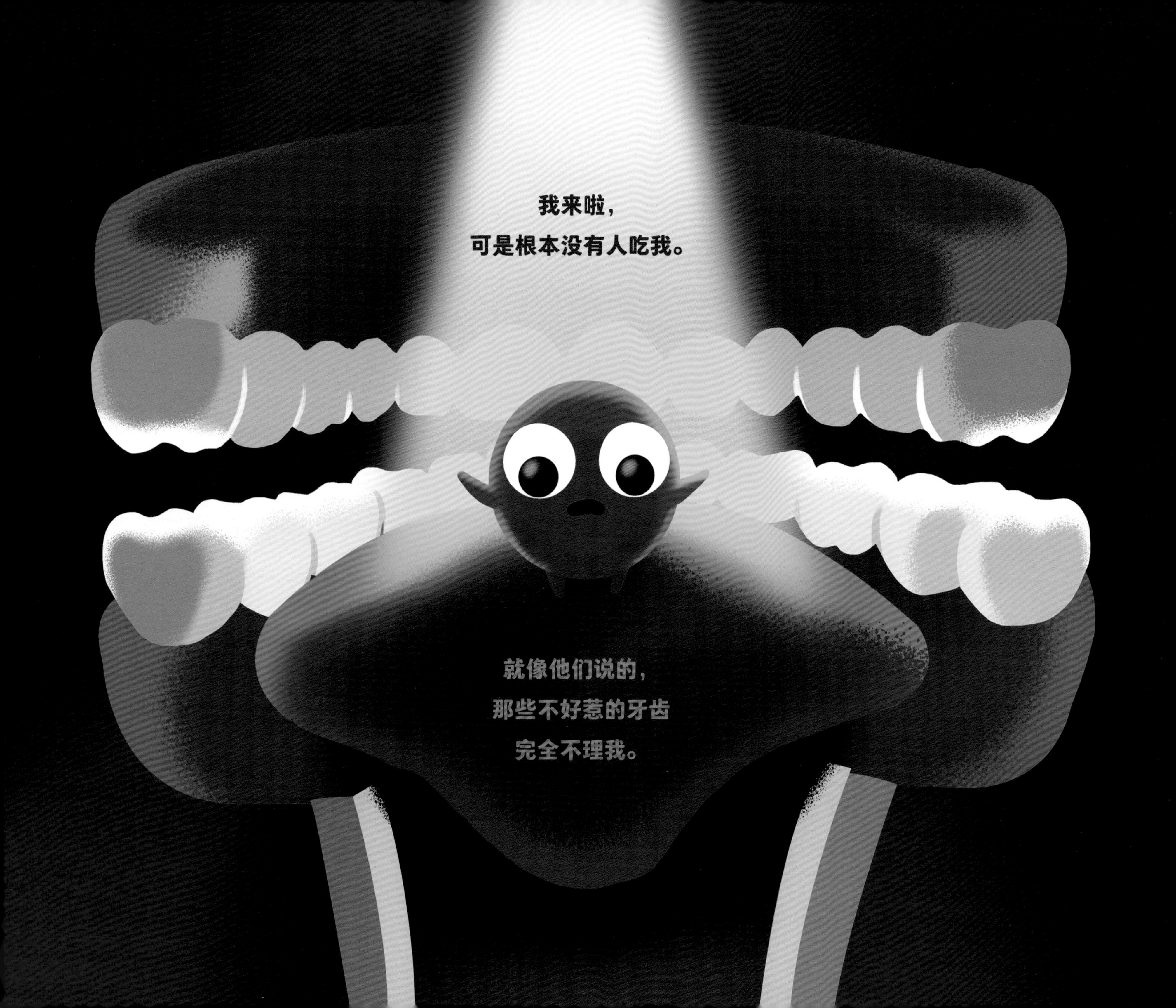

我来啦，
可是根本没有人吃我。

就像他们说的，
那些不好惹的牙齿
完全不理我。

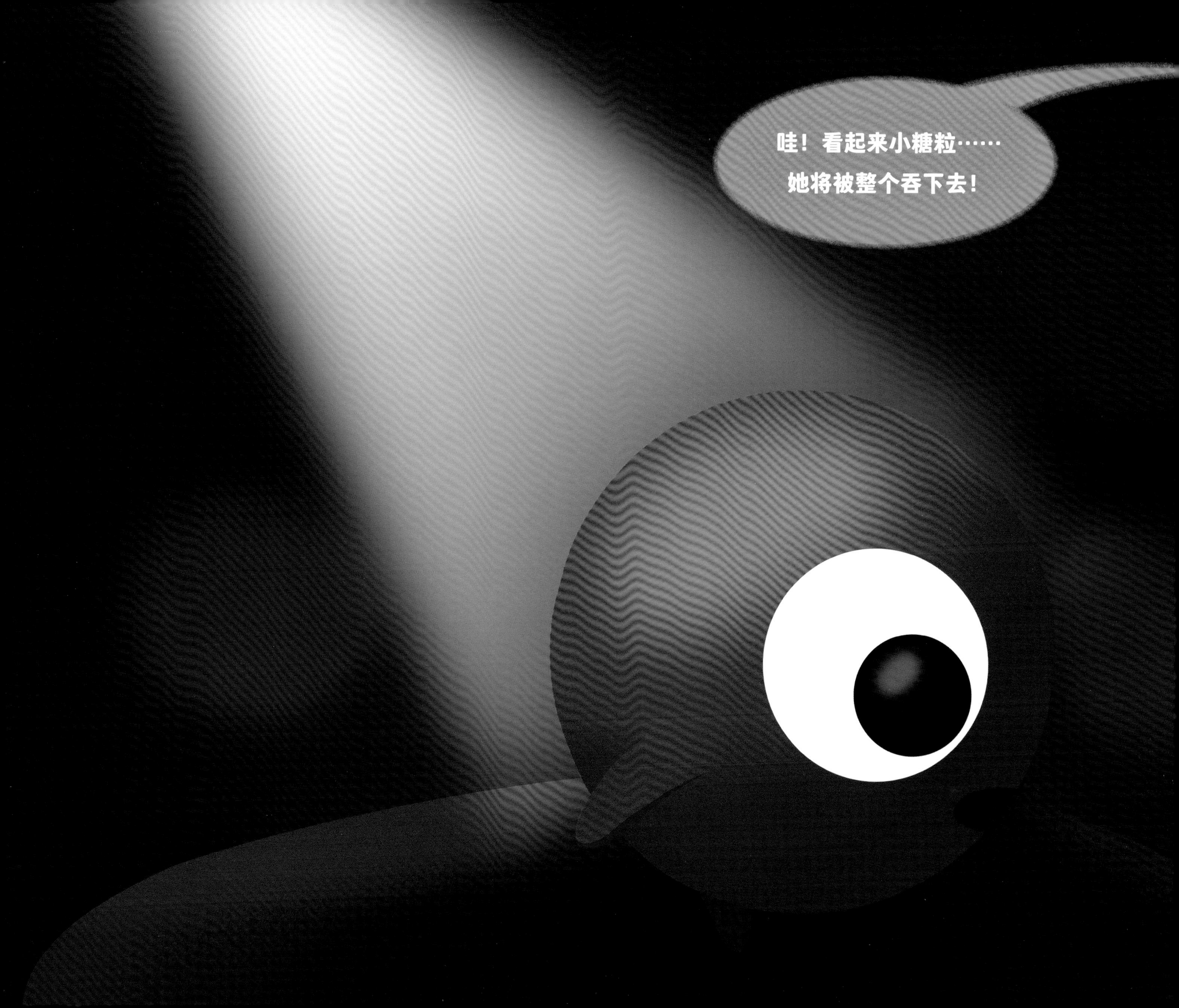
哇！看起来小糖粒……
她将被整个吞下去！

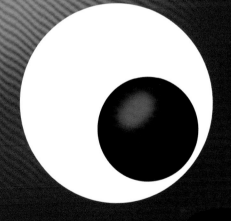

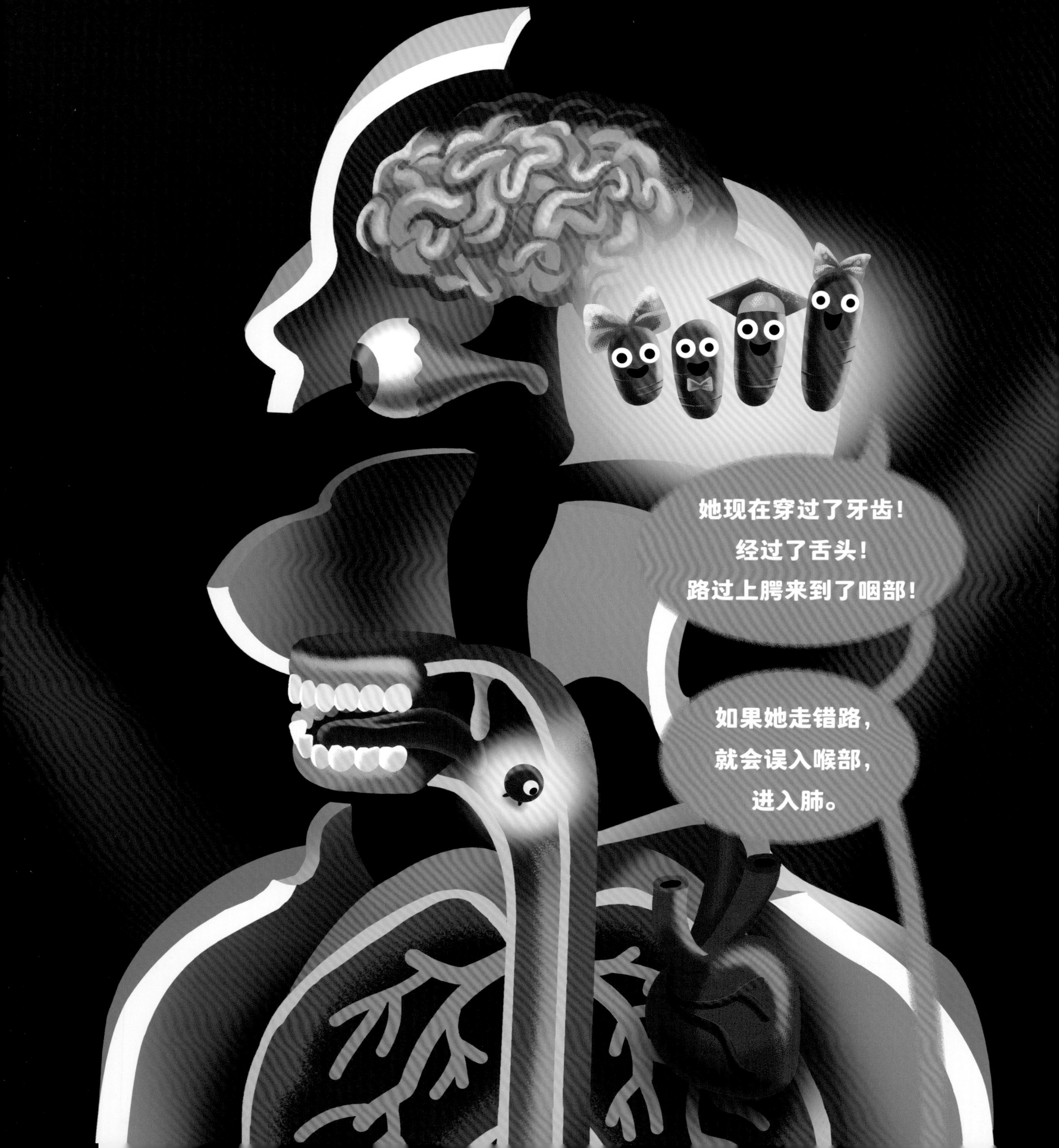
她现在穿过了牙齿！
经过了舌头！
路过上腭来到了咽部！
如果她走错路，
就会误入喉部，
进入肺。

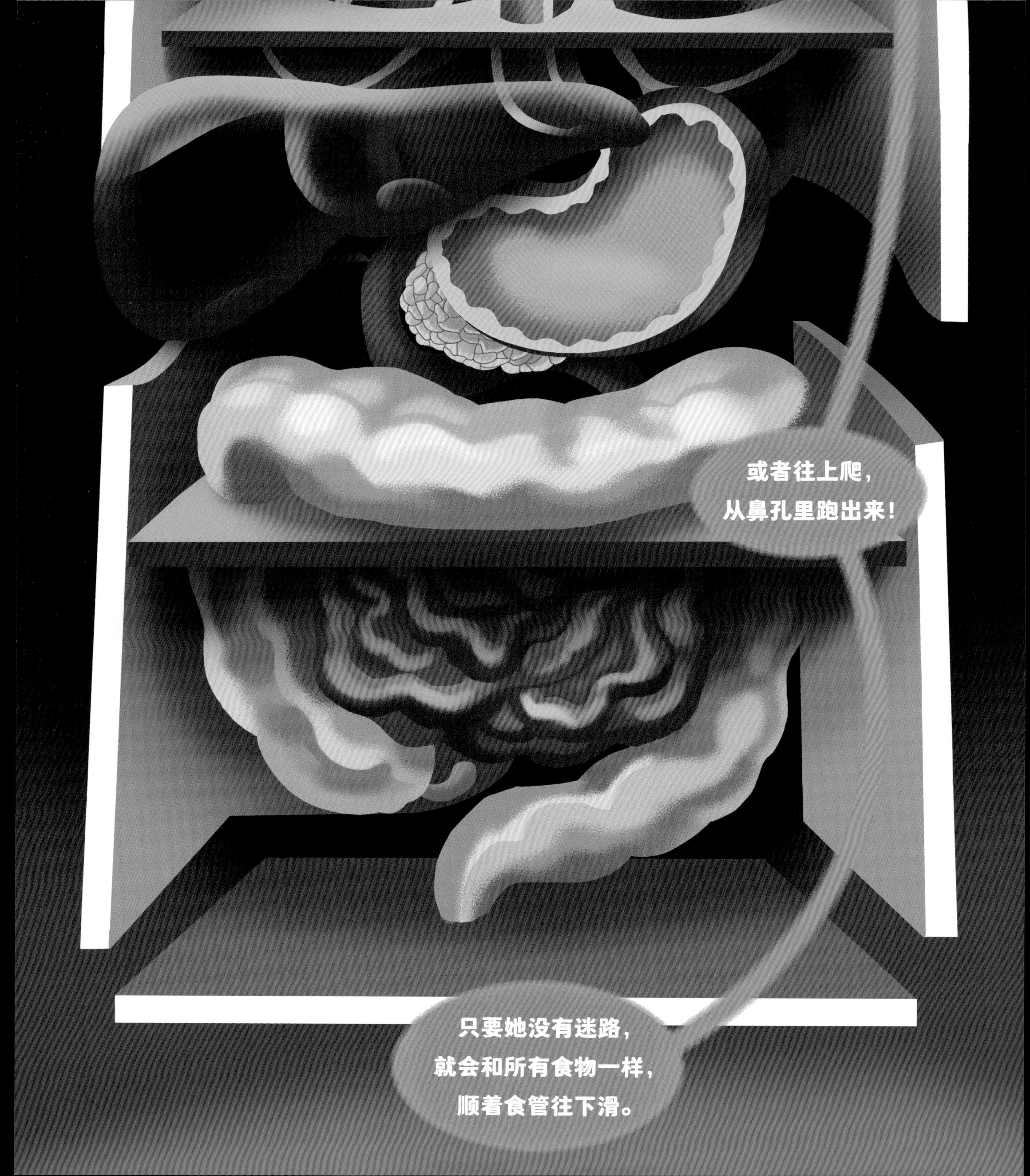
或者往上爬，
从鼻孔里跑出来！
只要她没有迷路，
就会和所有食物一样，
顺着食管往下滑。

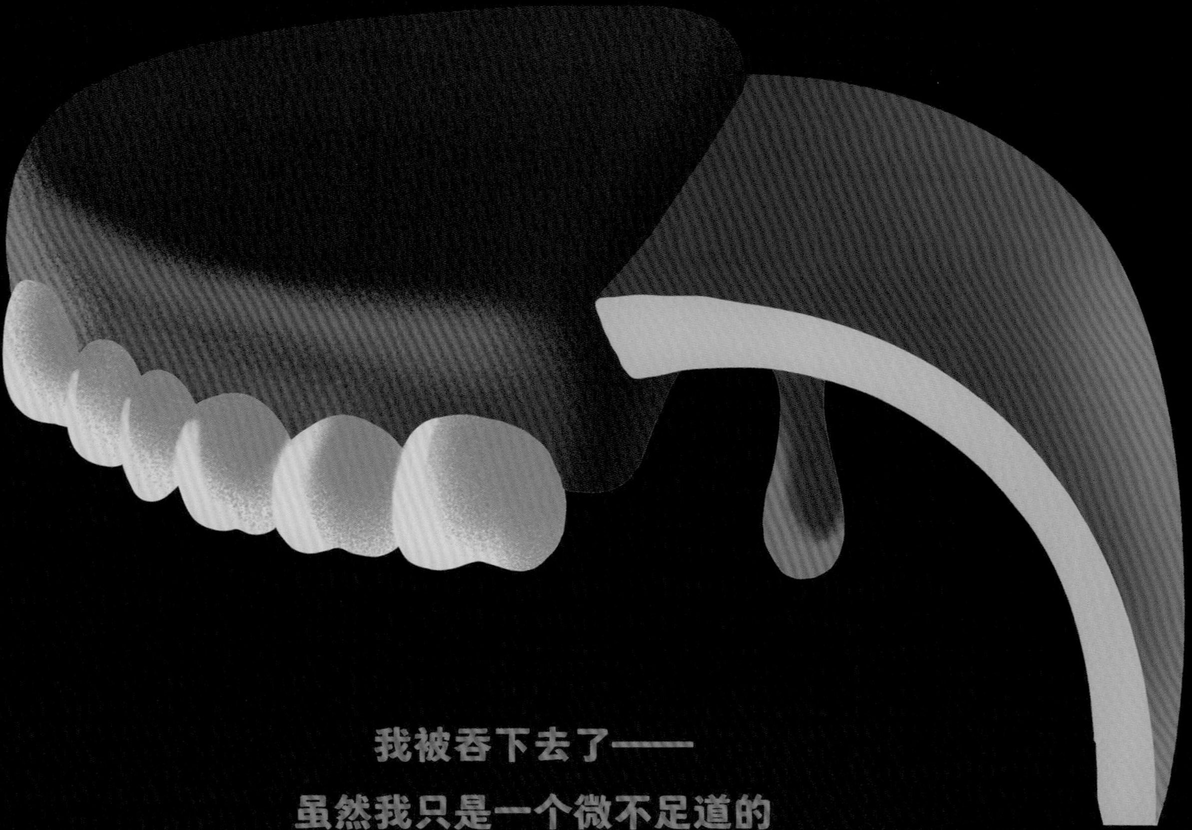

我被吞下去了——
虽然我只是一个微不足道的
坚果镇小孩。

但我想有所作为，
我要让吃我下肚的人更加强壮！

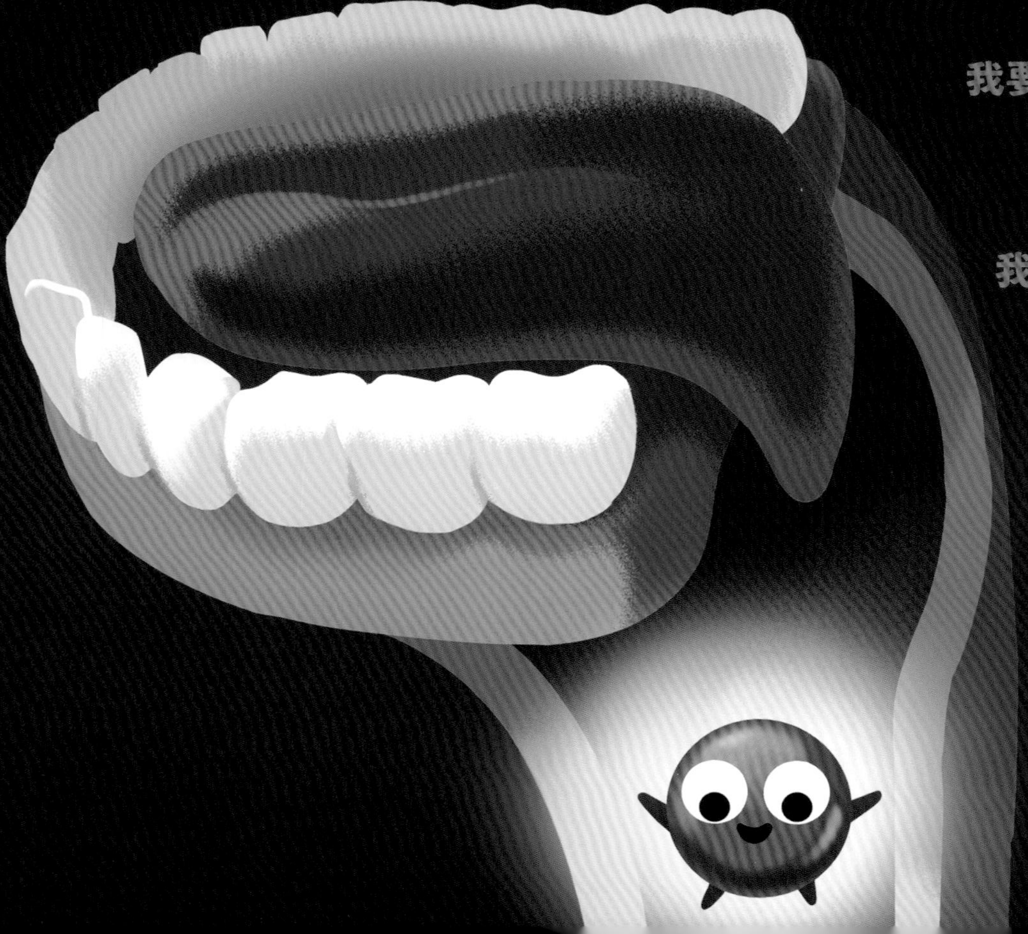

我相信只要让我再多待一会儿，
我就能做到。

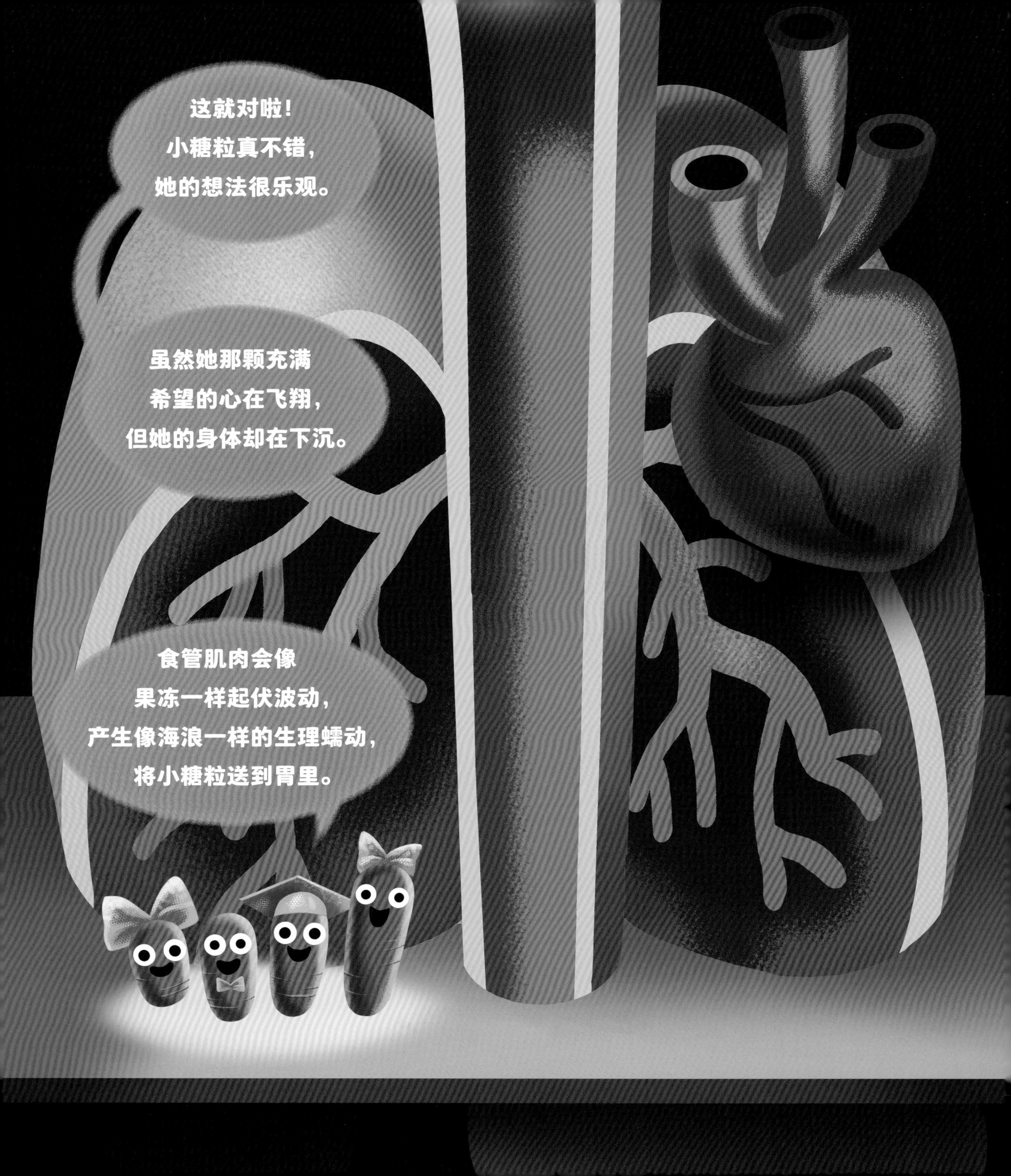
这就对啦！
小糖粒真不错，
她的想法很乐观。
虽然她那颗充满
希望的心在飞翔，
但她的身体却在下沉。
食管肌肉会像
果冻一样起伏波动，
产生像海浪一样的生理蠕动，
将小糖粒送到胃里。

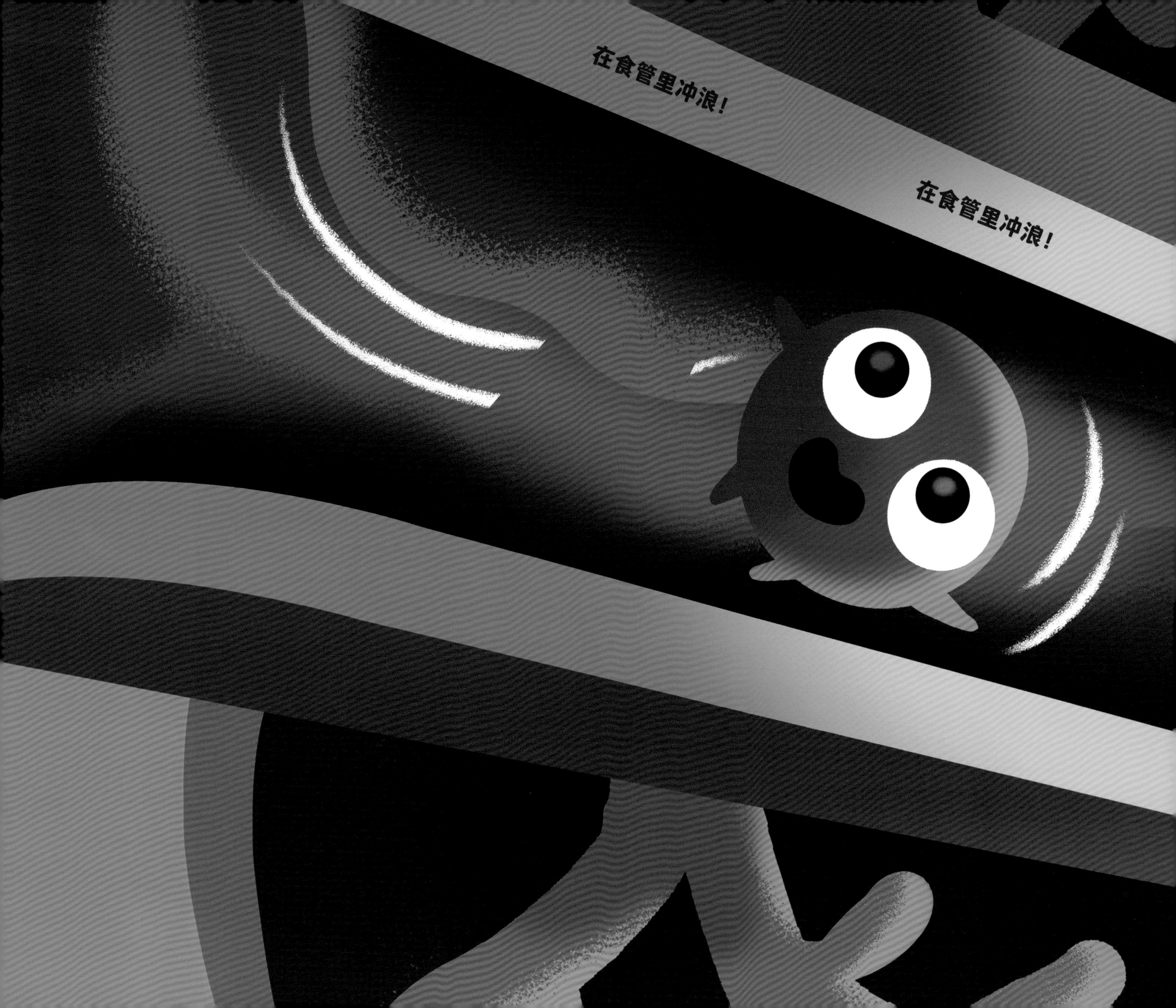
在食管里冲浪！
在食管里冲浪！

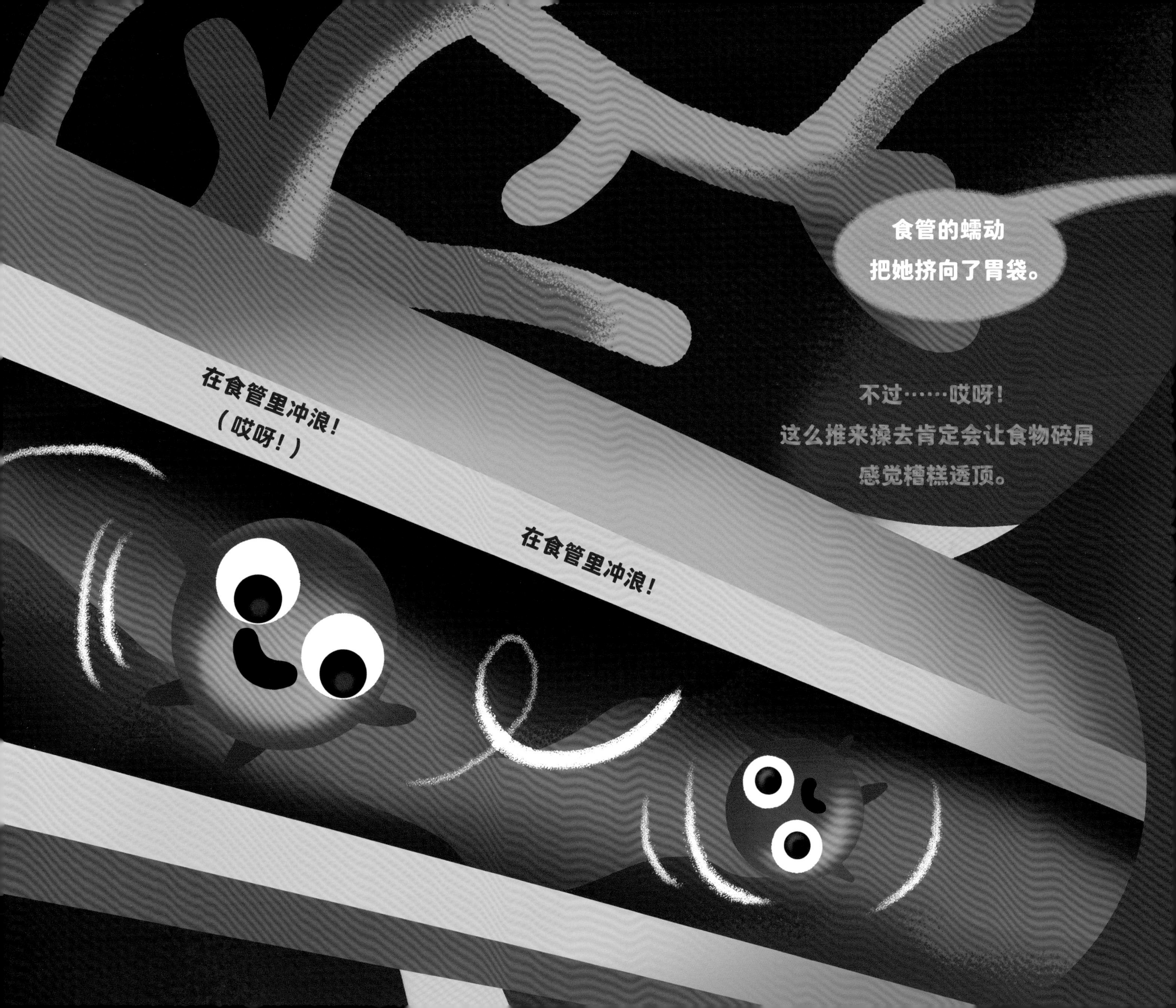

食管的蠕动
把她挤向了胃袋。

不过……哎呀！
这么推来搡去肯定会让食物碎屑
感觉糟糕透顶。

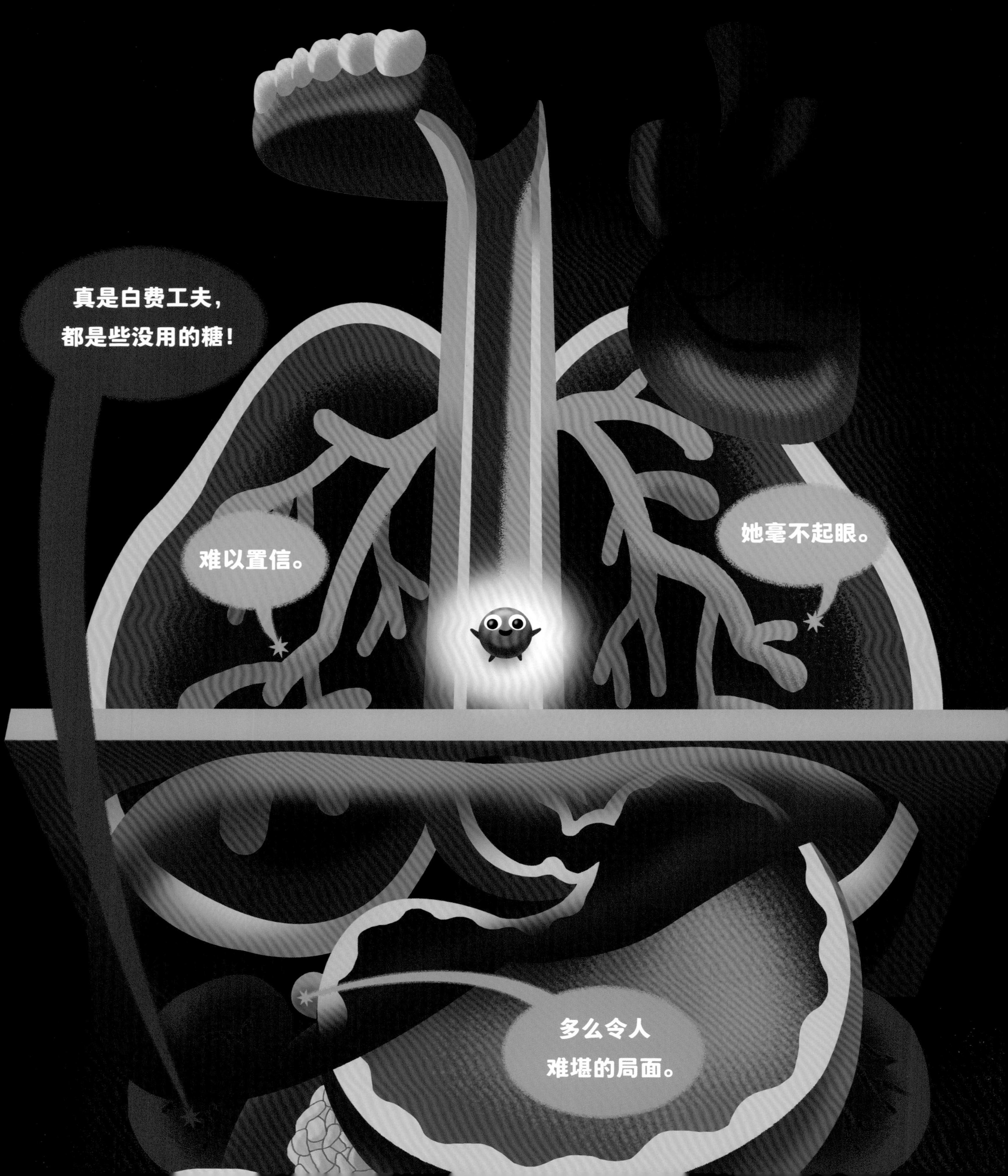
真是白费工夫，
都是些没用的糖！
难以置信。
她毫不起眼。
多么令人
难堪的局面。

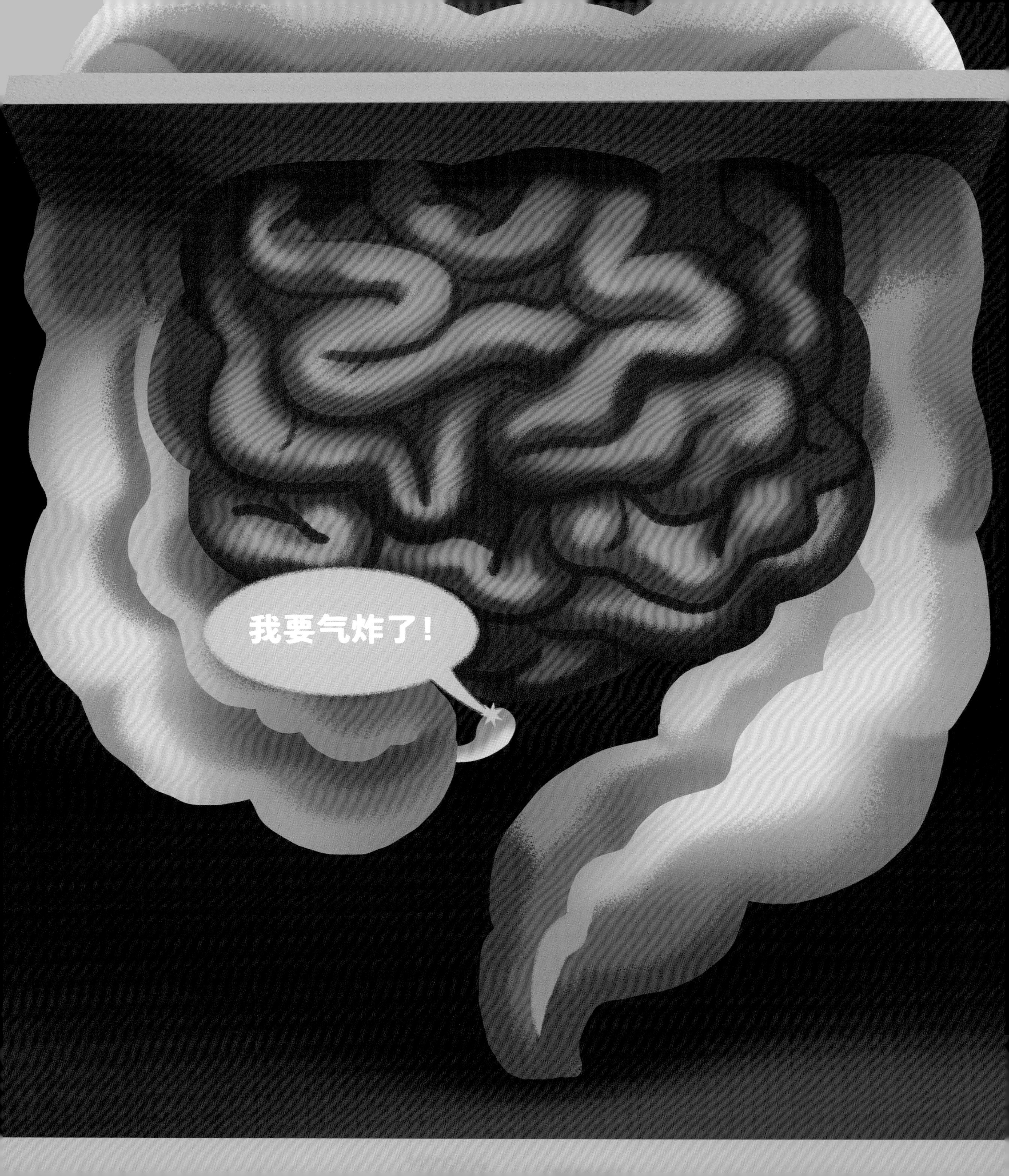
我要气炸了！

这里是食管的
终点，
我感受到最后一波
蠕动。

然后我就
掉进胃里，
在“泥浆”中
停了下来。

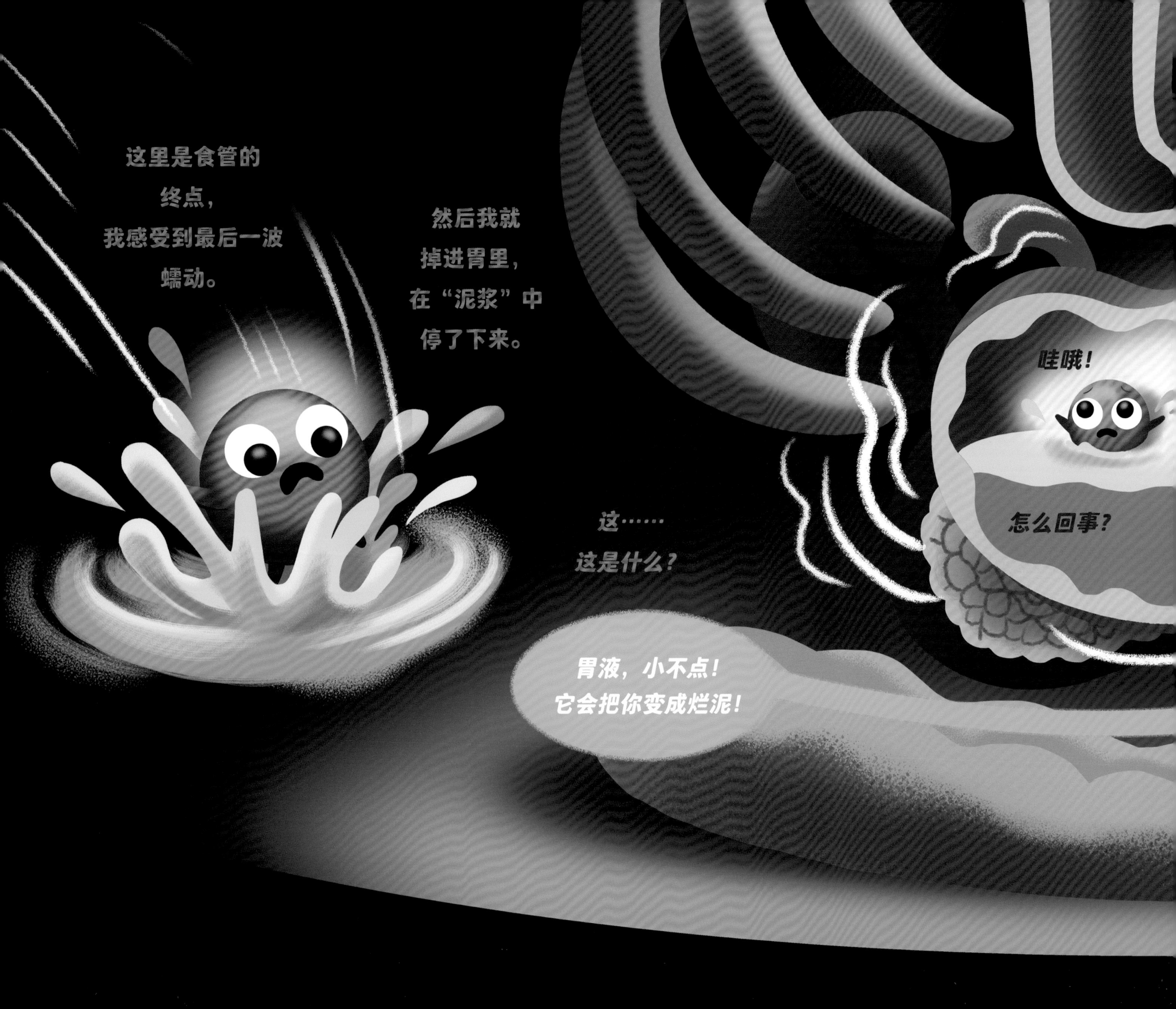
哇哦！
怎么回事？
这……
这是什么？
胃液，小不点！
它会把你变成烂泥！

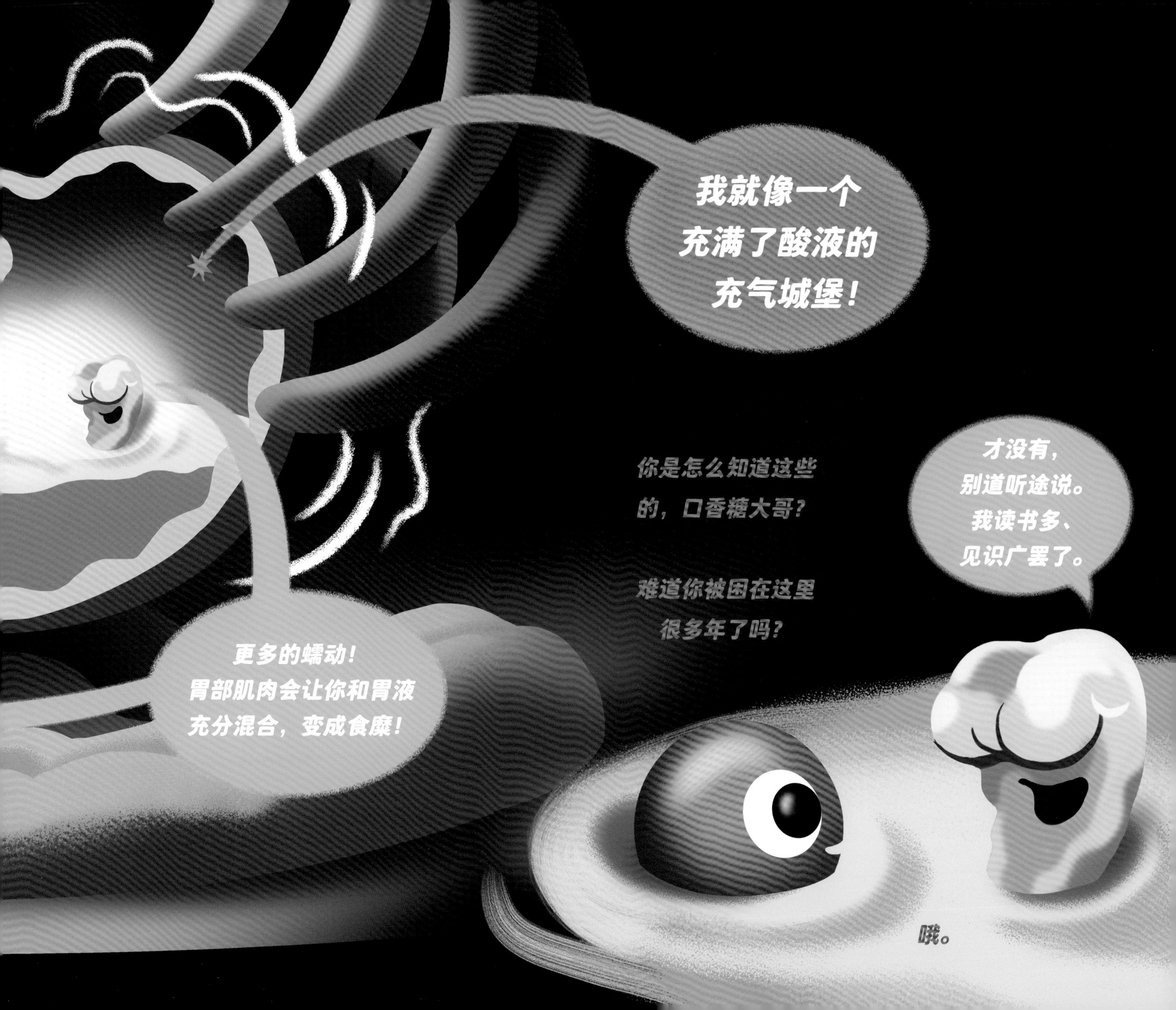
我就像一个
充满了酸液的
充气城堡！
更多的蠕动！
胃部肌肉会让你和胃液
充分混合，变成食糜！
你是怎么知道这些
的，口香糖大哥？
难道你被困在这里
很多年了吗？
才没有，
别道听途说。
我读书多、
见识广罢了。
哦。

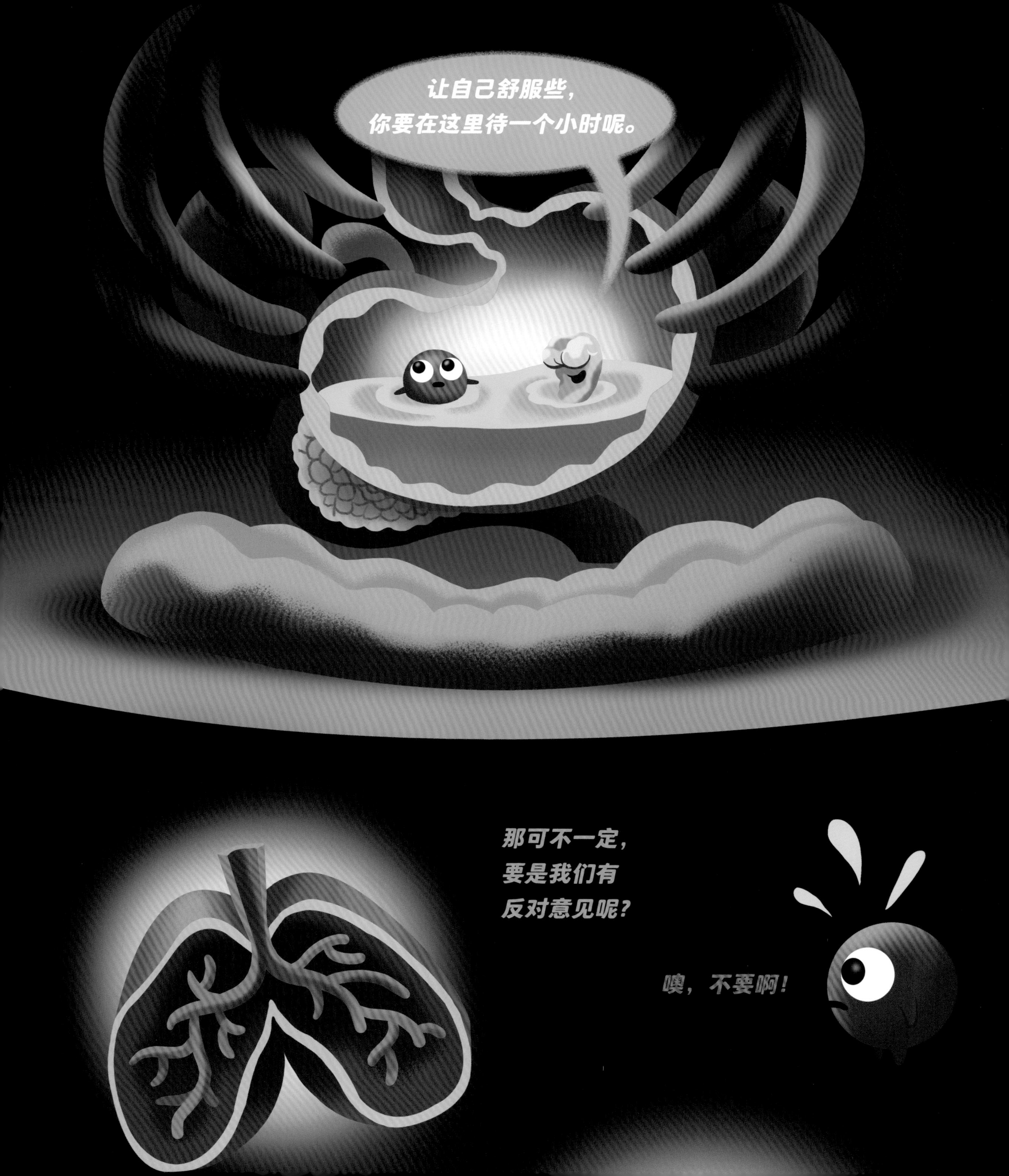
让自己舒服些，
你要在这里待一个小时呢。
那可不一定，
要是我们有
反对意见呢？
噢，不要啊！

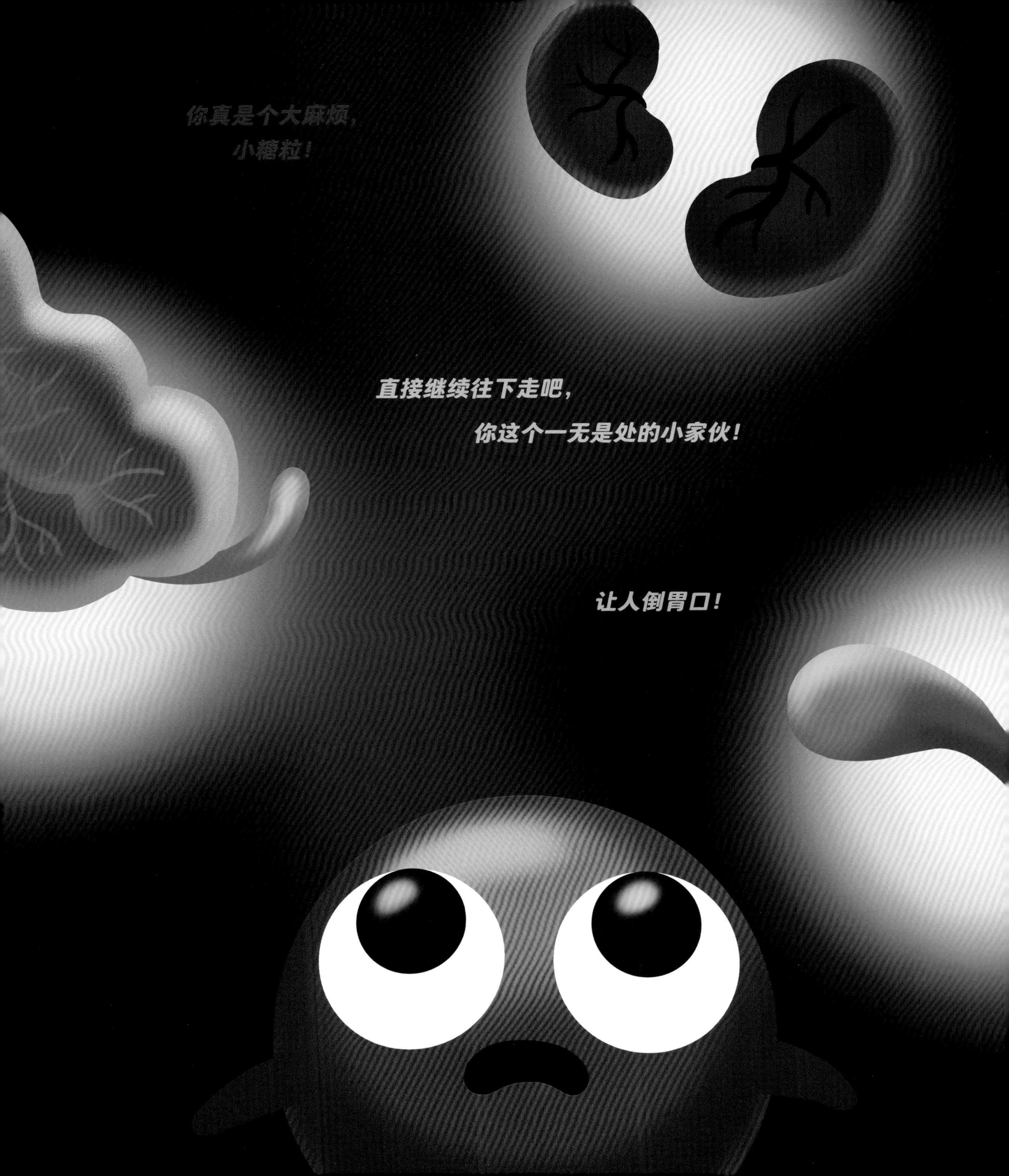
你真是个大麻烦，
小糖粒！
直接继续往下走吧，
你这个一无是处的小家伙！
让人倒胃口！

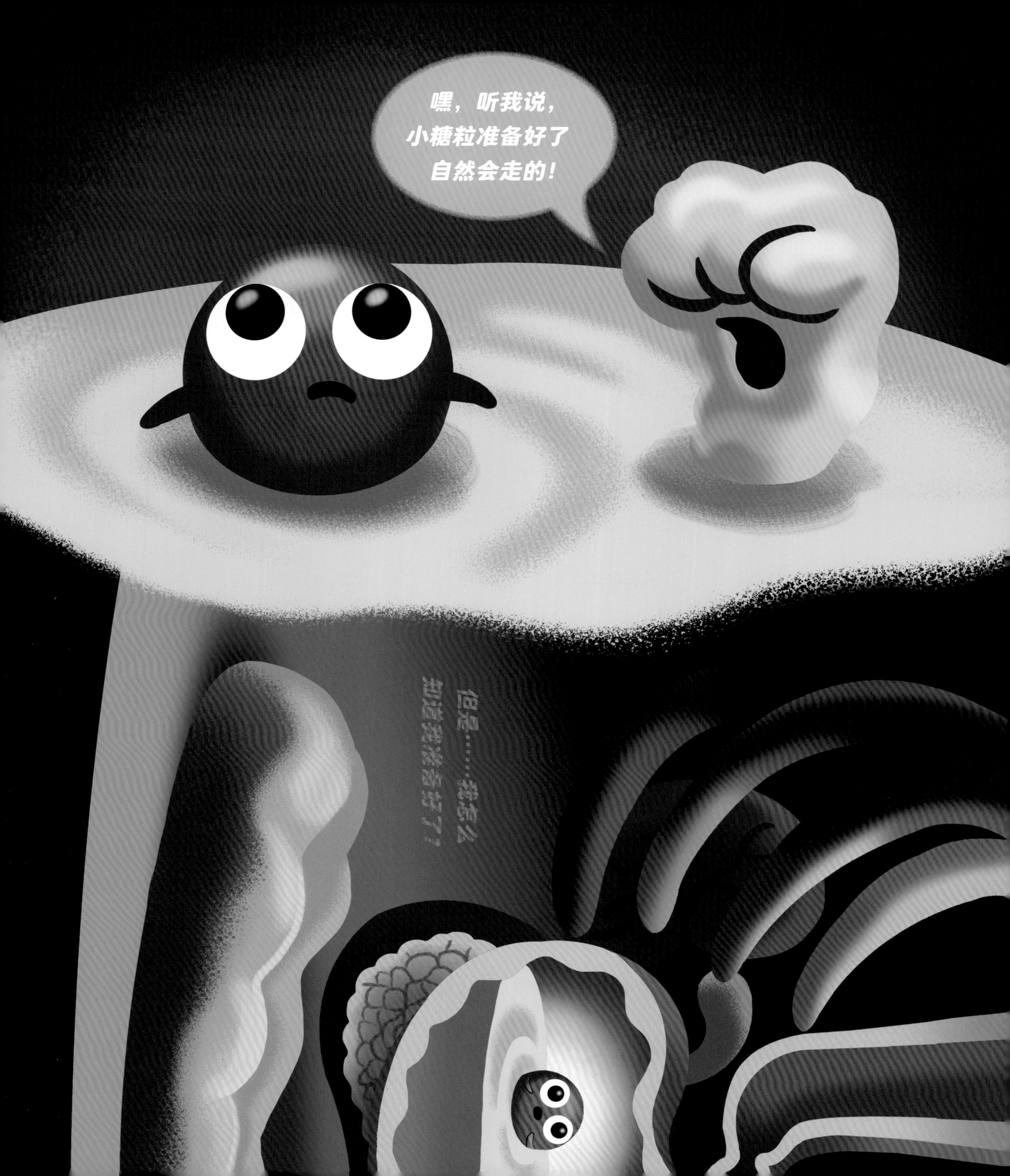
嘿，听我说，
小糖粒准备好了
自然会走的！
但是……我怎么
知道我准备好了？

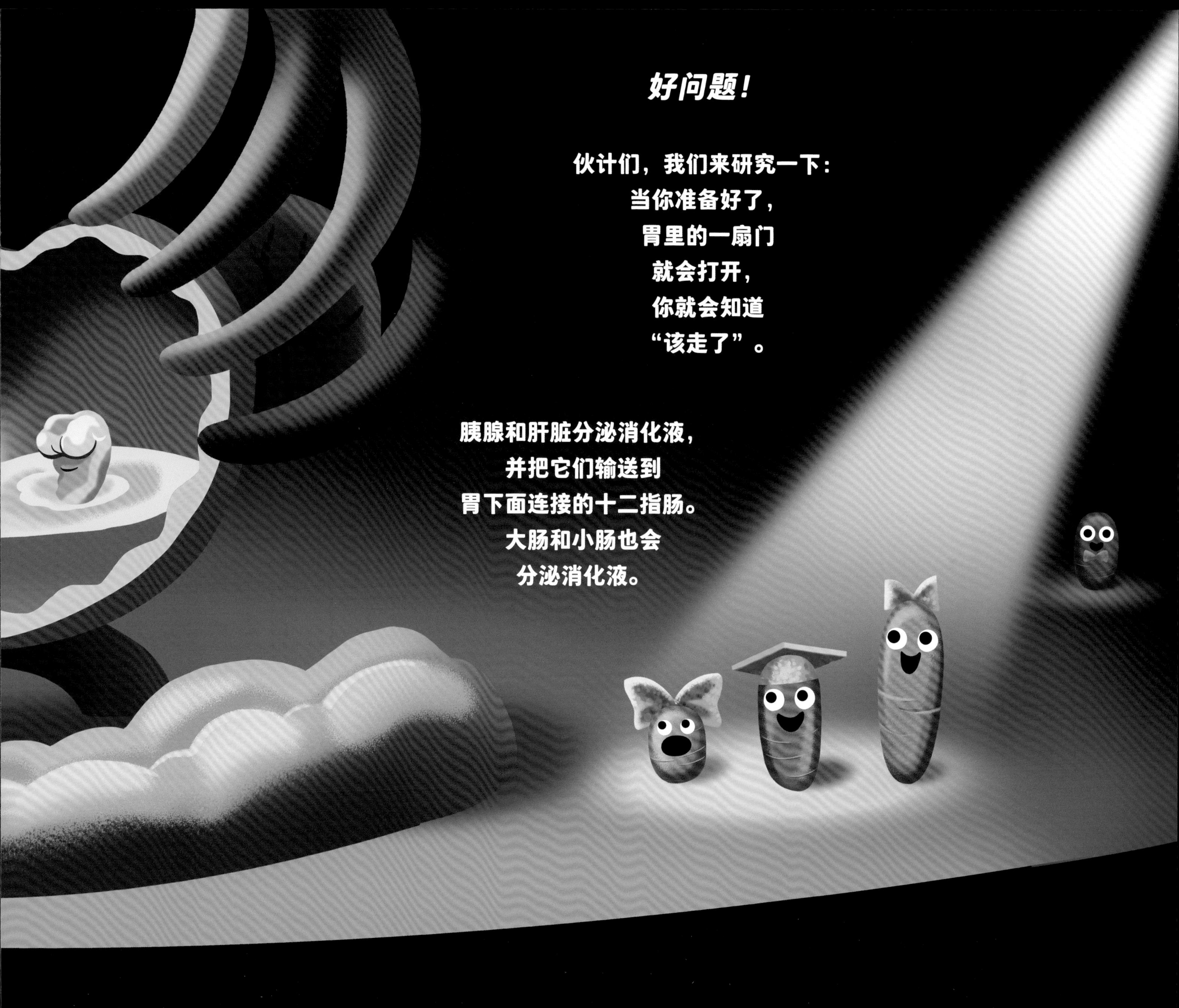

好问题!

伙计们，我们来研究一下：
当你准备好了，
胃里的一扇门
就会打开，
你就会知道
“该走了”。

胰腺和肝脏分泌消化液，
并把它们输送到
胃下面连接的十二指肠。
大肠和小肠也会
分泌消化液。

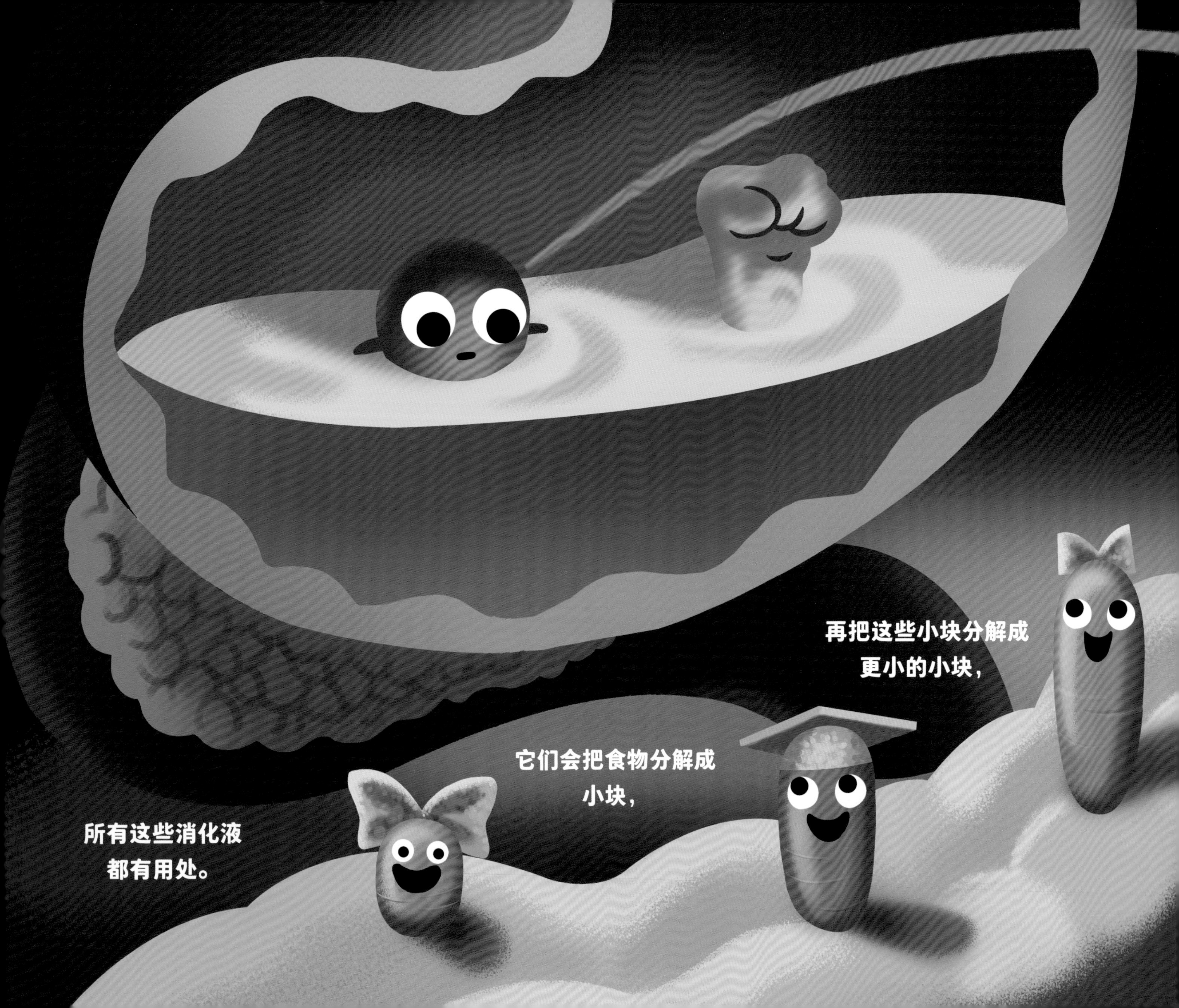

所有这些消化液
都有用处。

它们会把食物分解成
小块，

再把这些小块分解成
更小的小块，

直到所有的食物都变得
如此小，可以穿透肠管壁，
进入血液。

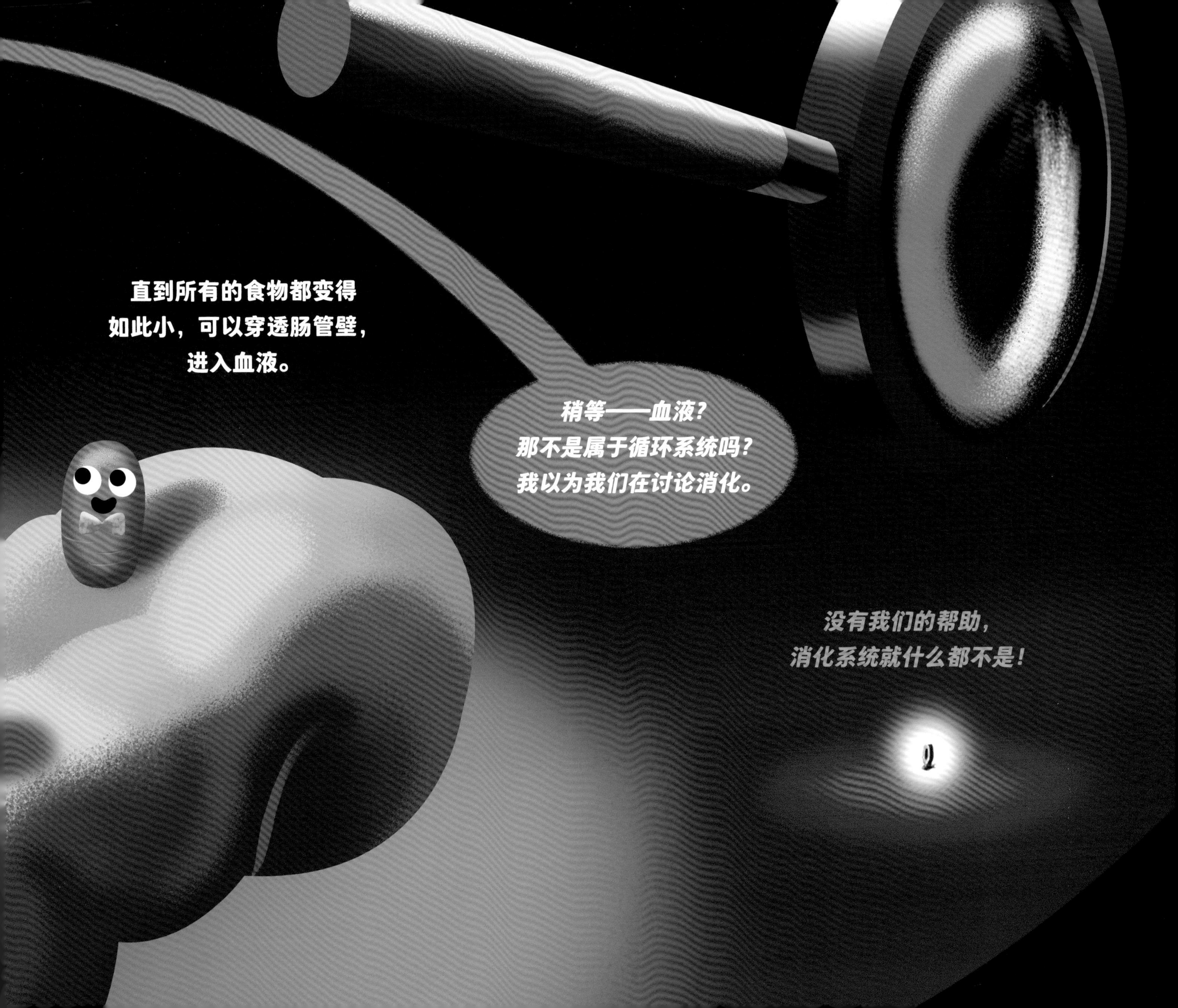
稍等——血液？
那不是属于循环系统吗？
我以为我们在讨论消化。
没有我们的帮助，
消化系统就什么都不是！

是谁在说话？

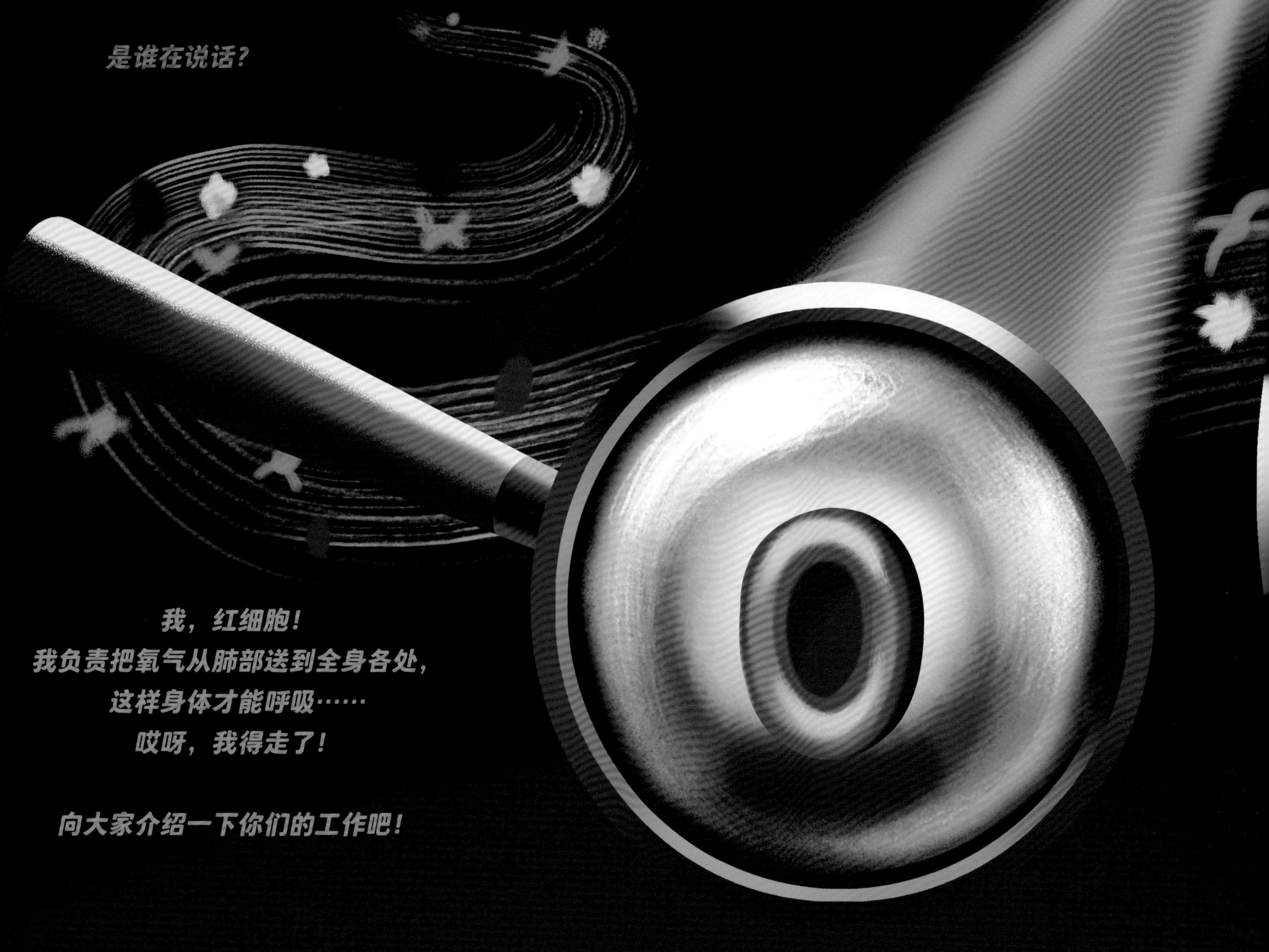

我，红细胞！
我负责把氧气从肺部送到全身各处，
这样身体才能呼吸……
哎呀，我得走了！

向大家介绍一下你们的工作吧！

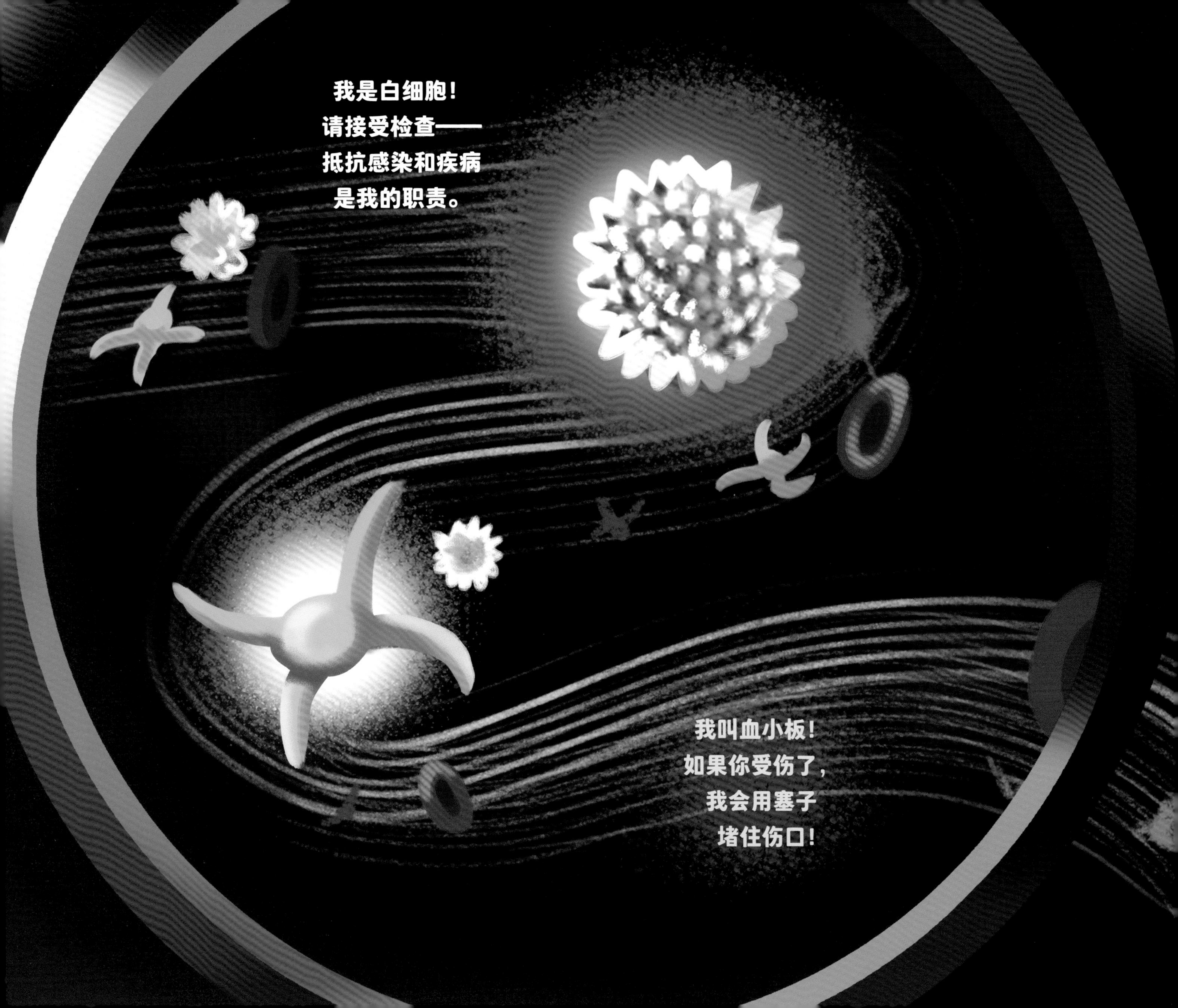

我是白细胞！
请接受检查——
抵抗感染和疾病
是我的职责。

我叫血小板！
如果你受伤了，
我会用塞子
堵住伤口！

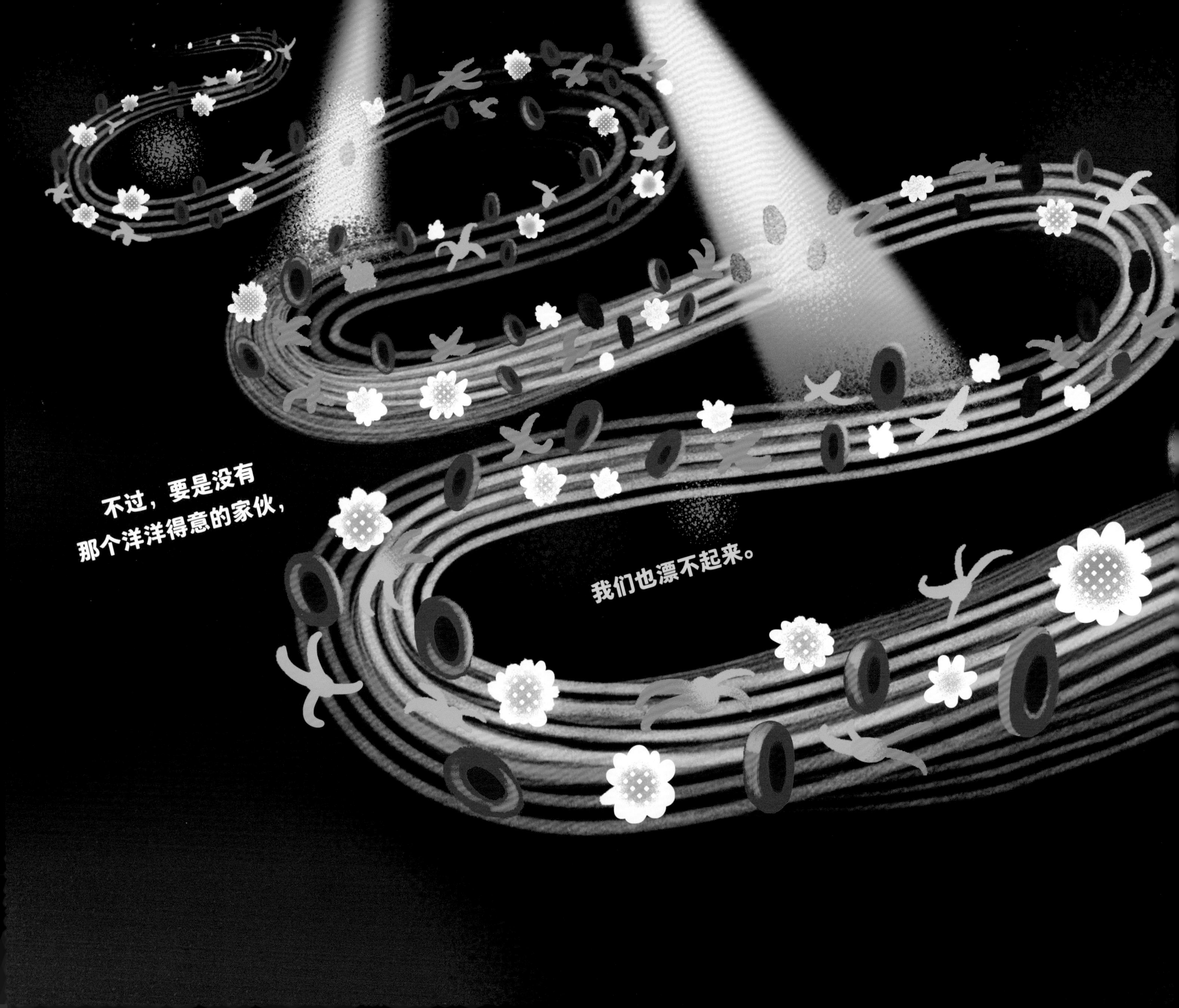

不过，要是没有
那个洋洋得意的家伙，

我们也漂不起来。

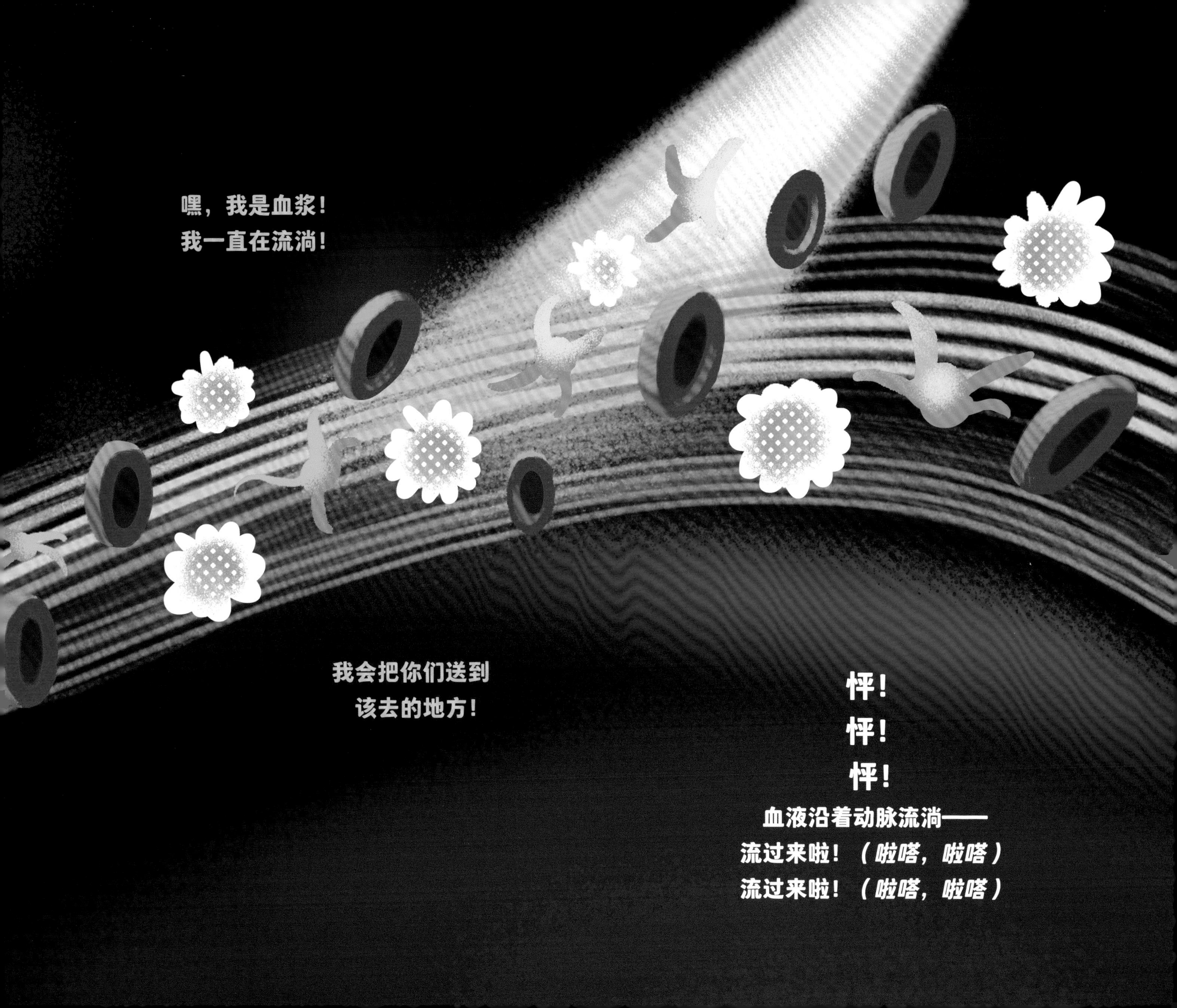

嘿，我是血浆！
我一直在流淌！

我会把你们送到
该去的地方！

怦！
怦！
怦！
血液沿着动脉流淌——
流过来啦！（*啦嗒，啦嗒*）
流过来啦！（*啦嗒，啦嗒*）

我又回来了！
我在巨大的身体里
来回穿梭，日复一日，
永不停歇。心脏收缩
使血液流动。

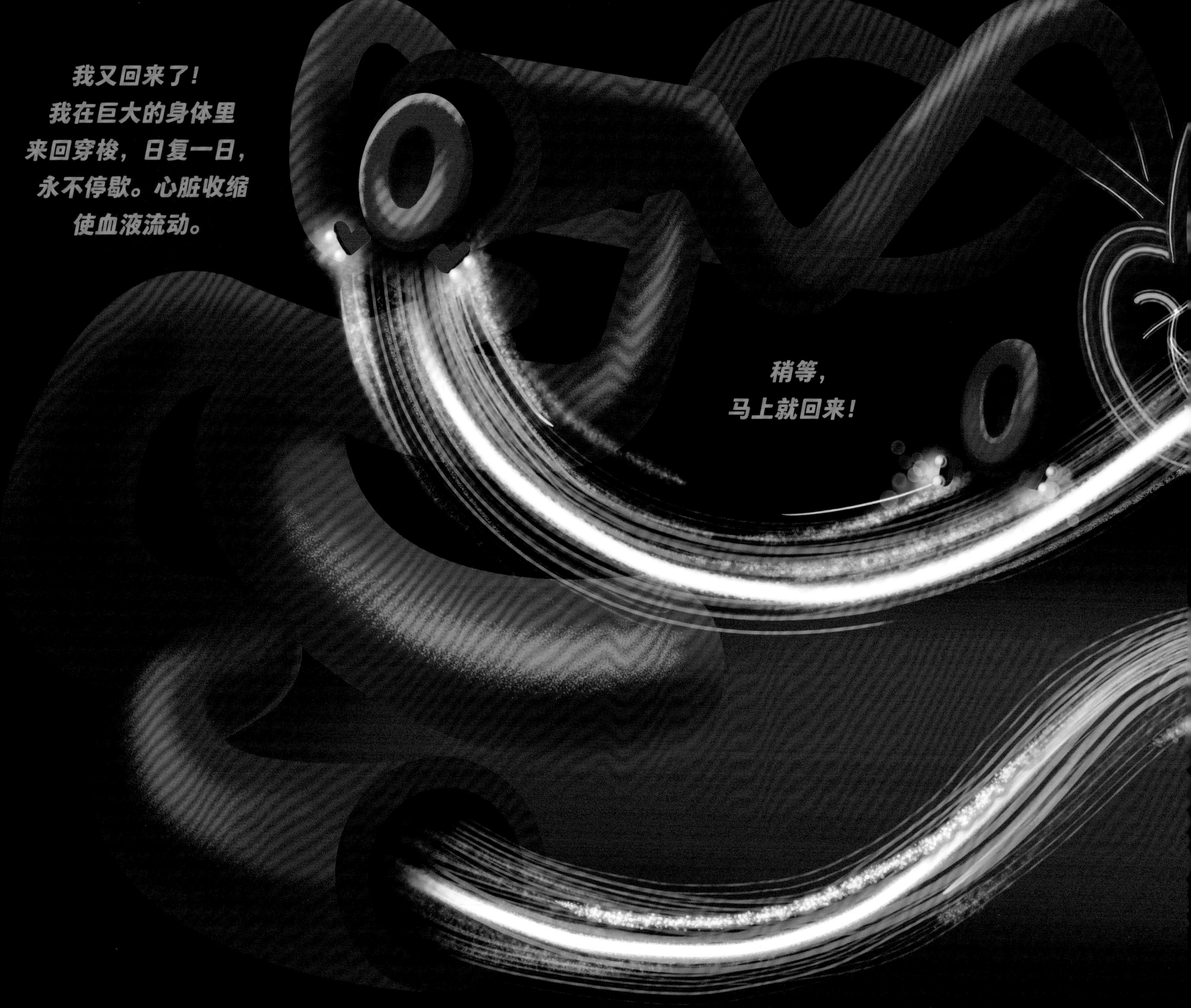

稍等，
马上就回来！

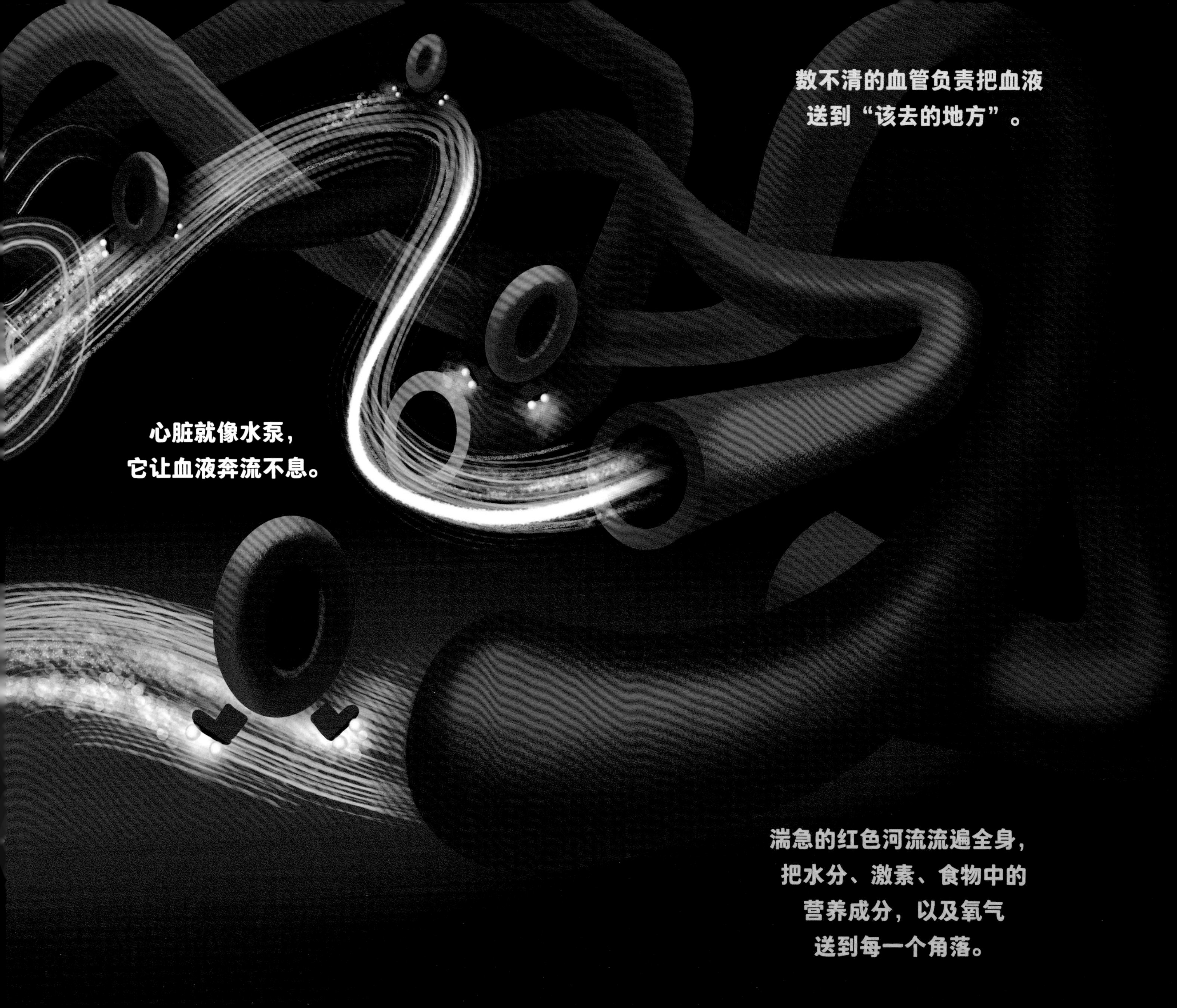

数不清的血管负责把血液送到“该去的地方”。

心脏就像水泵，
它让血液奔流不息。

湍急的红色河流流遍全身，
把水分、激素、食物中的
营养成分，以及氧气
送到每一个角落。

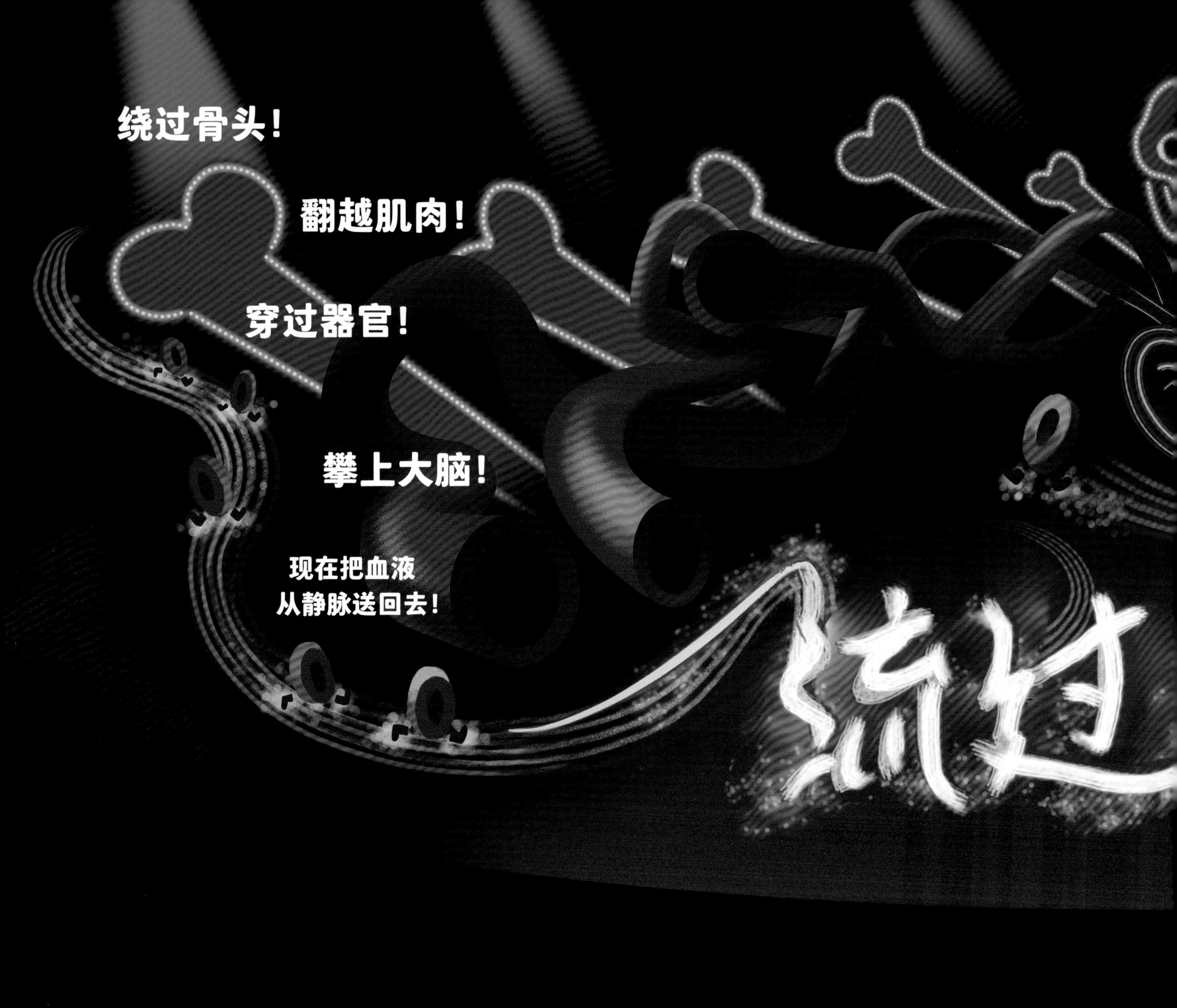
绕过骨头！
翻越肌肉！
穿过器官！
攀上大脑！
现在把血液
从静脉送回去！
流过

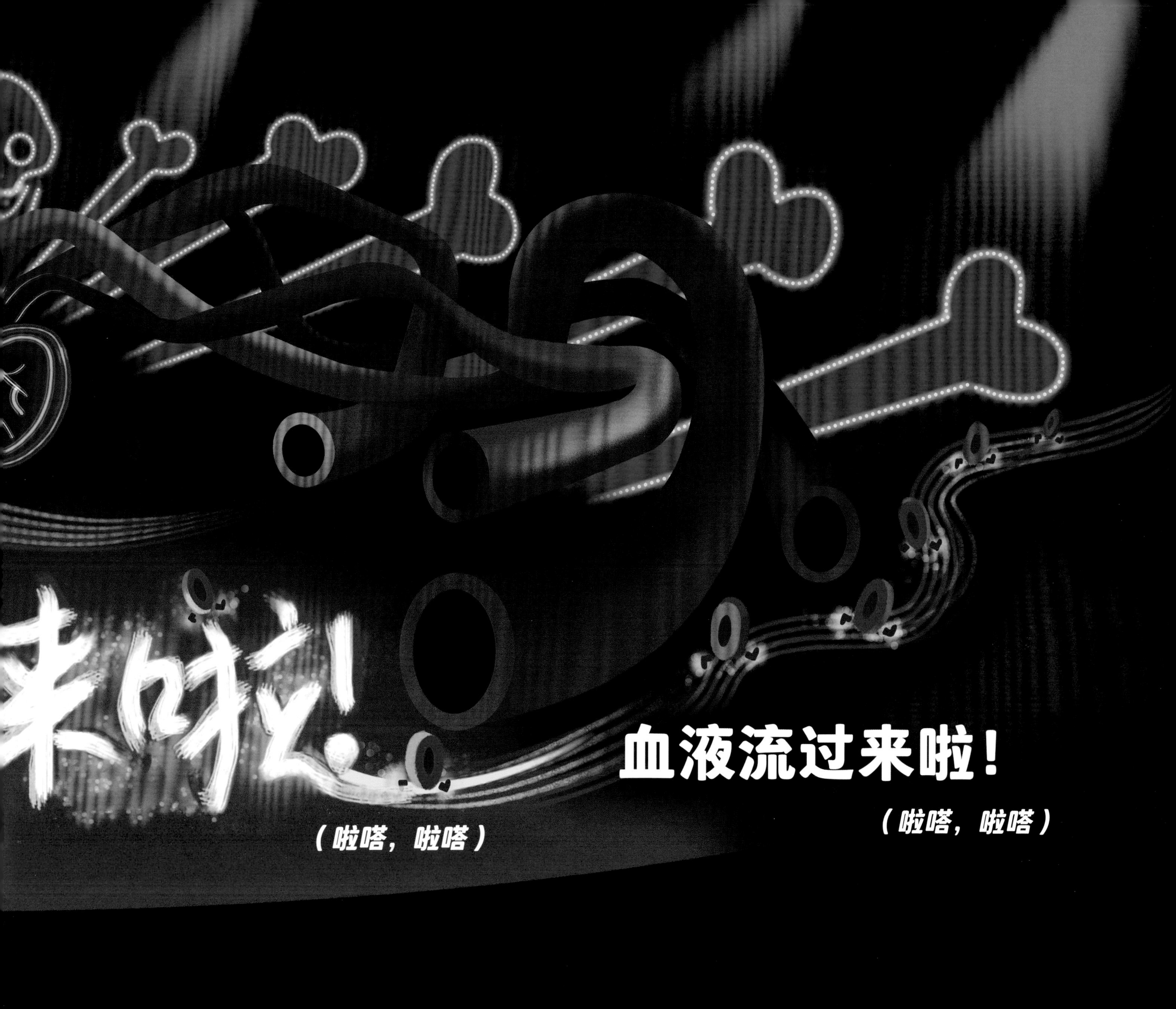
来啦!
（啦嗒，啦嗒）
血液流过来啦！
（啦嗒，啦嗒）

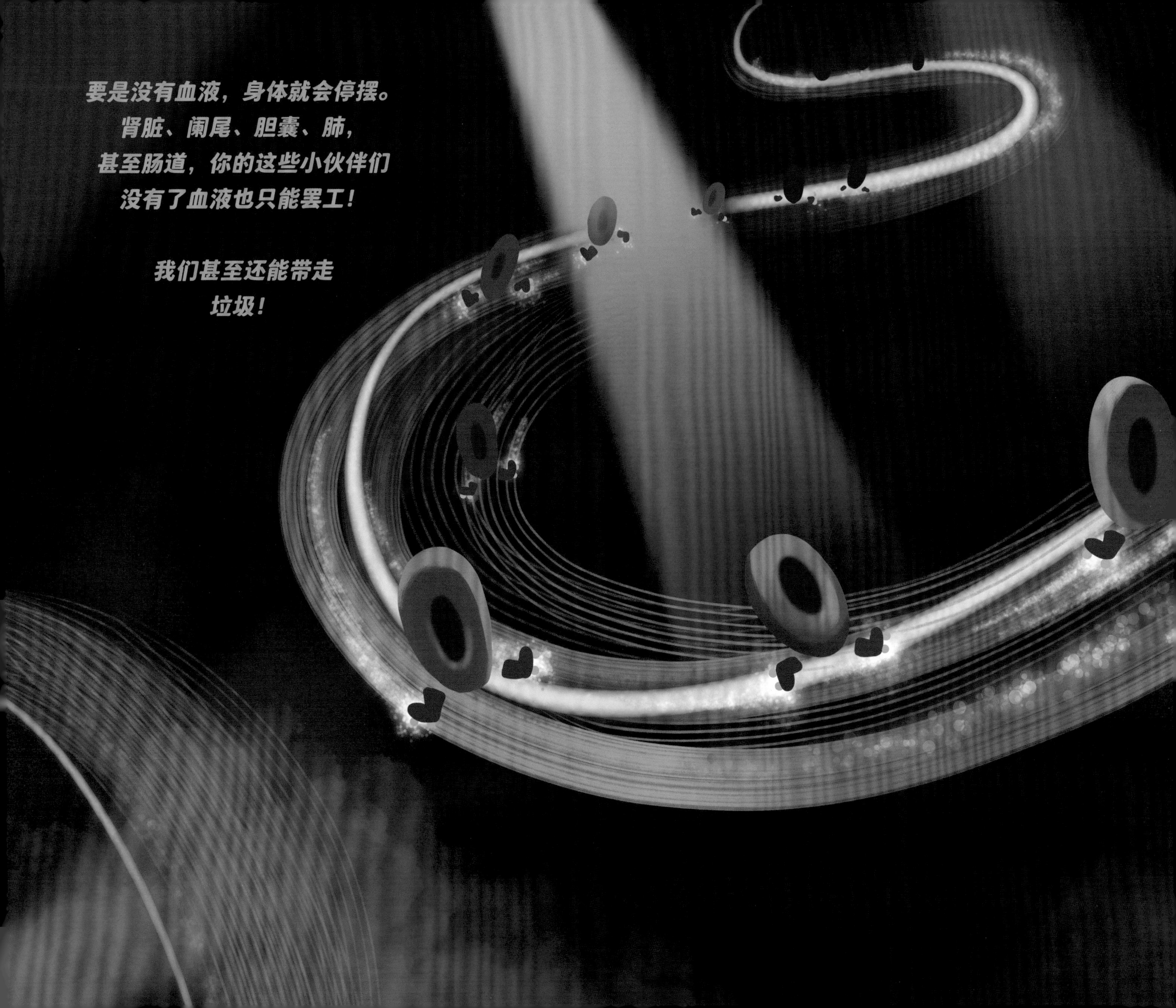

要是没有血液，身体就会停摆。
肾脏、阑尾、胆囊、肺，
甚至肠道，你的这些小伙伴们
没有了血液也只能罢工！

我们甚至还能带走
垃圾！

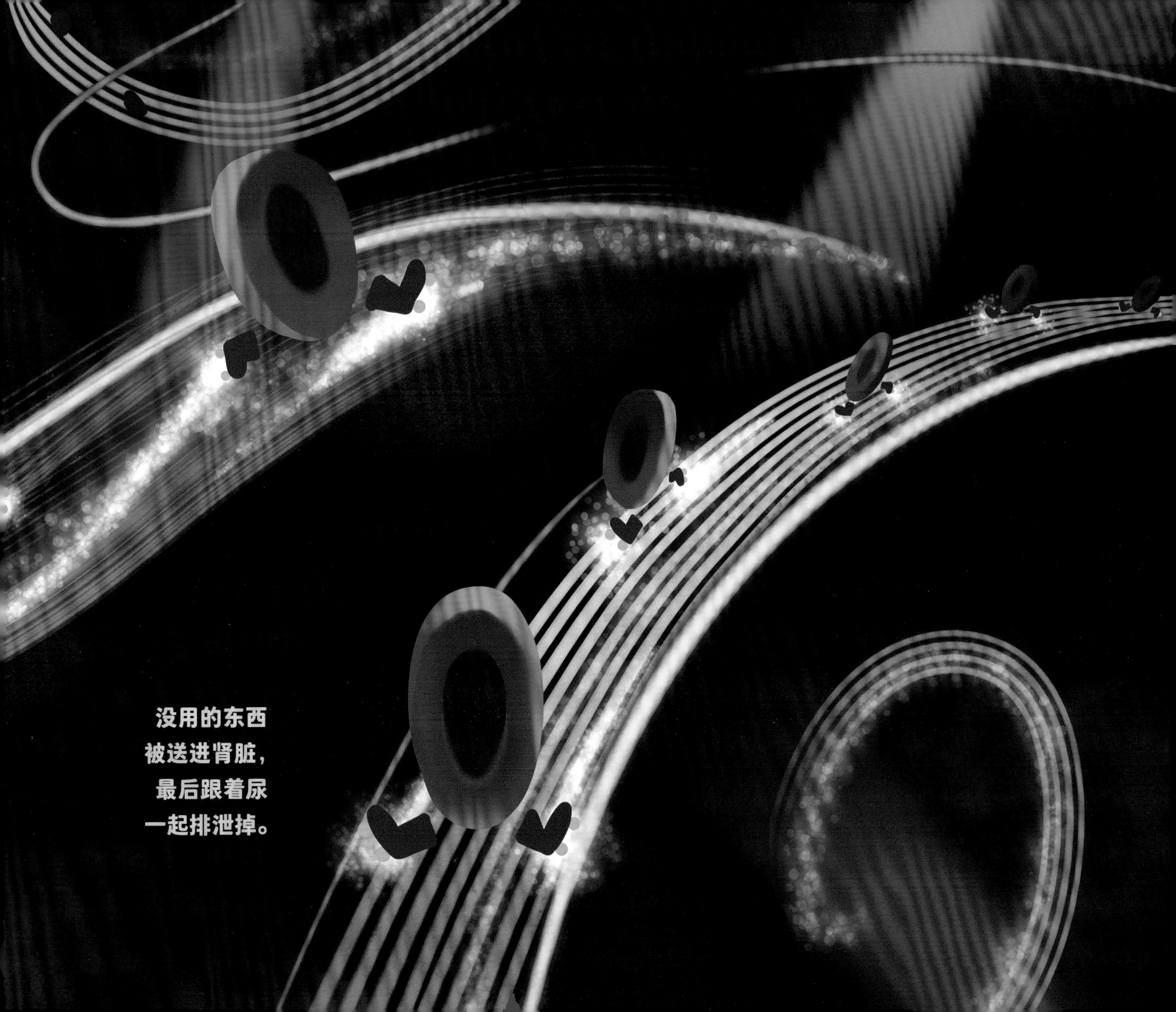

没用的东西
被送进肾脏，
最后跟着尿
一起排泄掉。

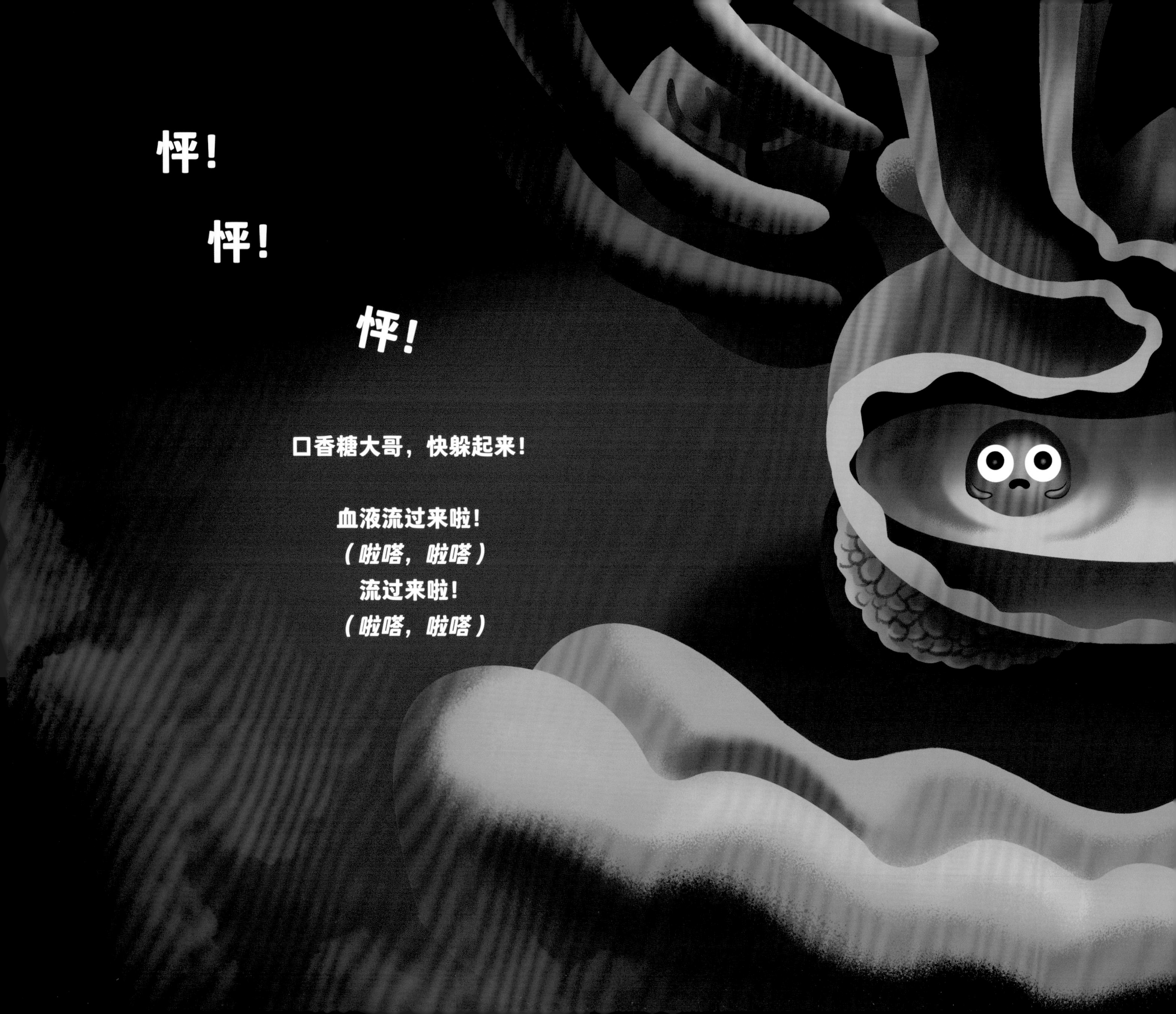
怦！
怦！
怦！
口香糖大哥，快躲起来！
血液流过来啦！
（啦嗒，啦嗒）
流过来啦！
（啦嗒，啦嗒）

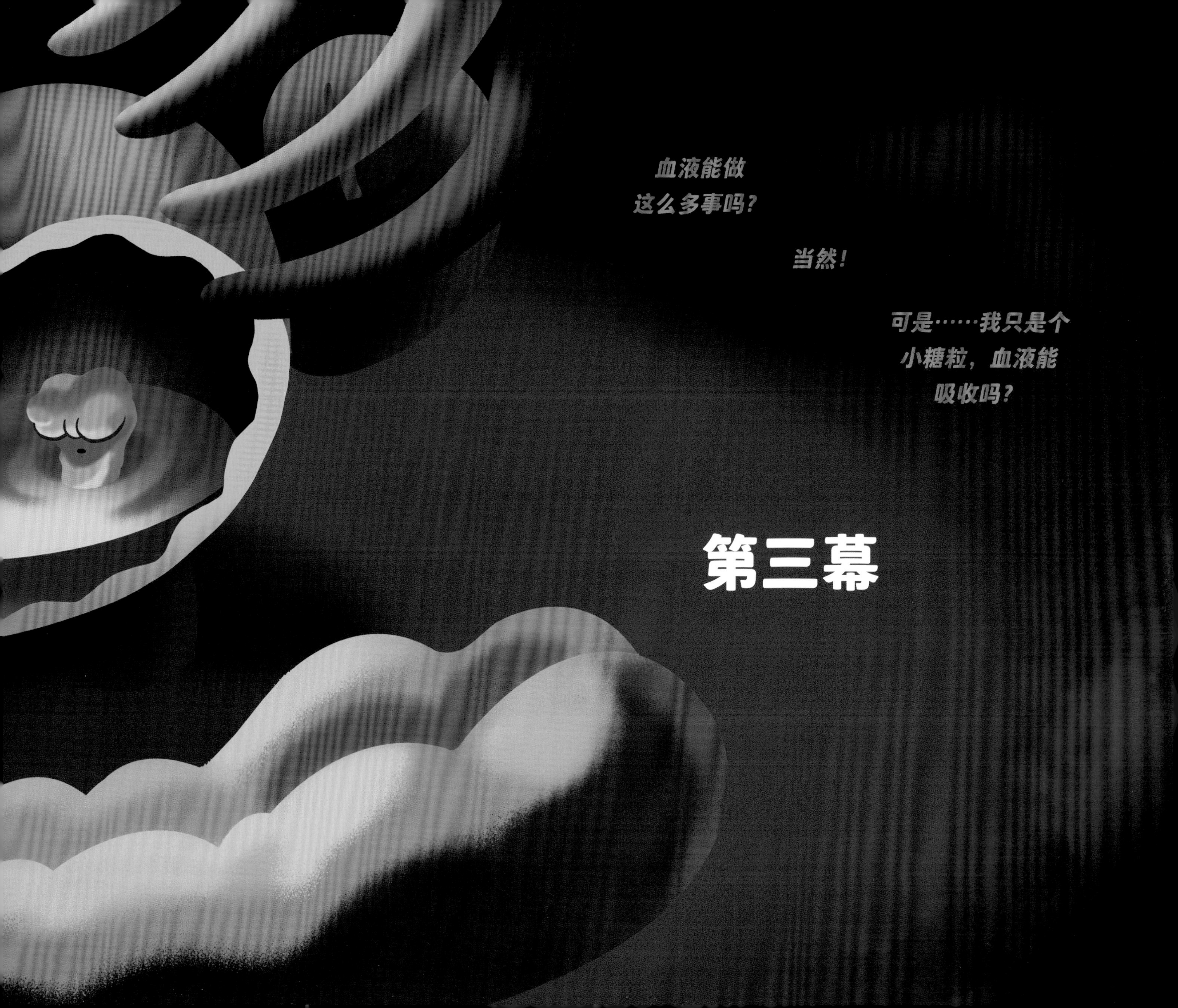
血液能做
这么多事吗？
当然！
可是……我只是个
小糖粒，血液能
吸收吗？
第三幕

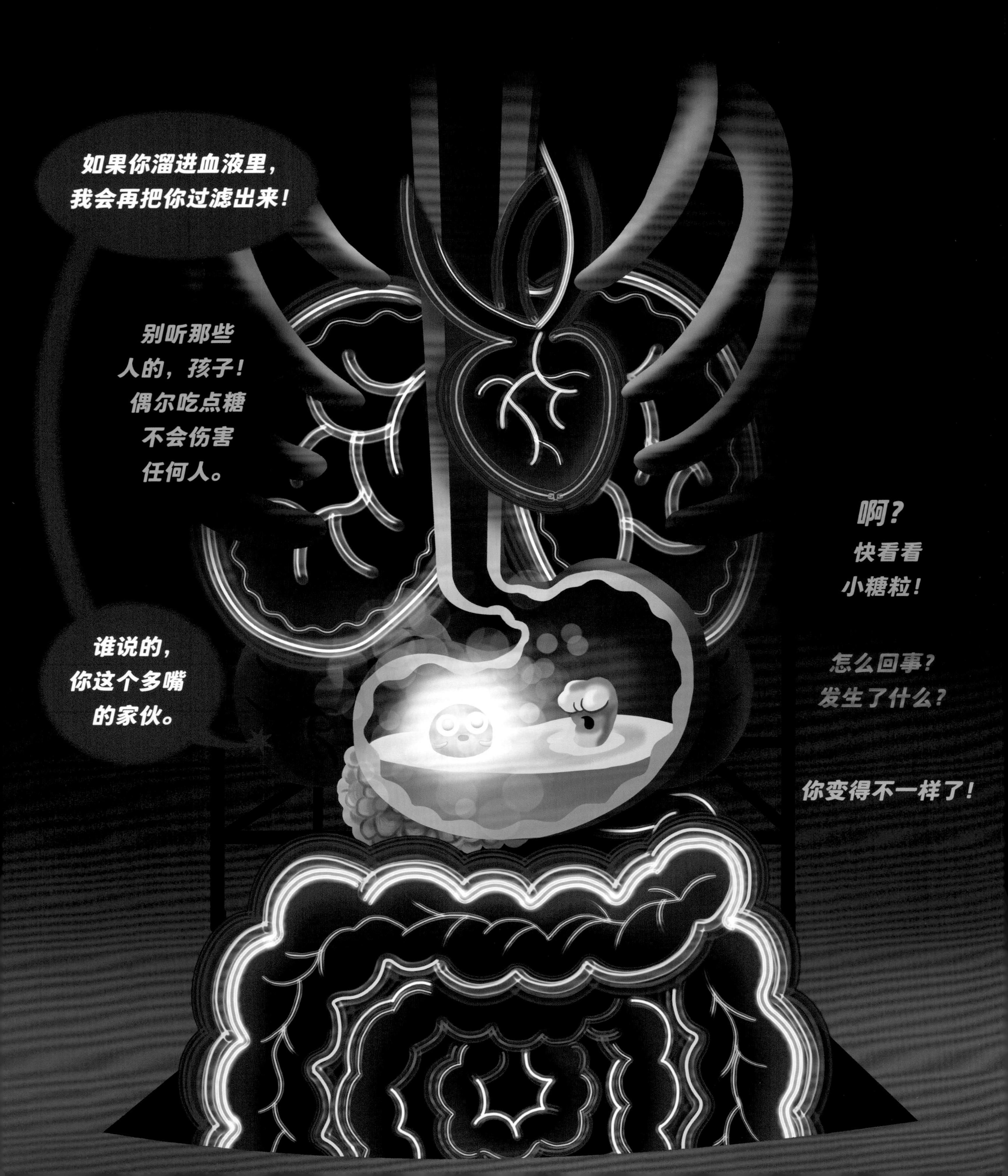
如果你溜进血液里，我会再把你过滤出来！
别听那些人的，孩子！偶尔吃点糖不会伤害任何人。
谁说的，你这个多嘴的家伙。
啊？快看看小糖粒！
怎么回事？发生了什么？
你变得不一样了！

我的天哪！
我完全没发现！
我是小糖粒，
但身体里

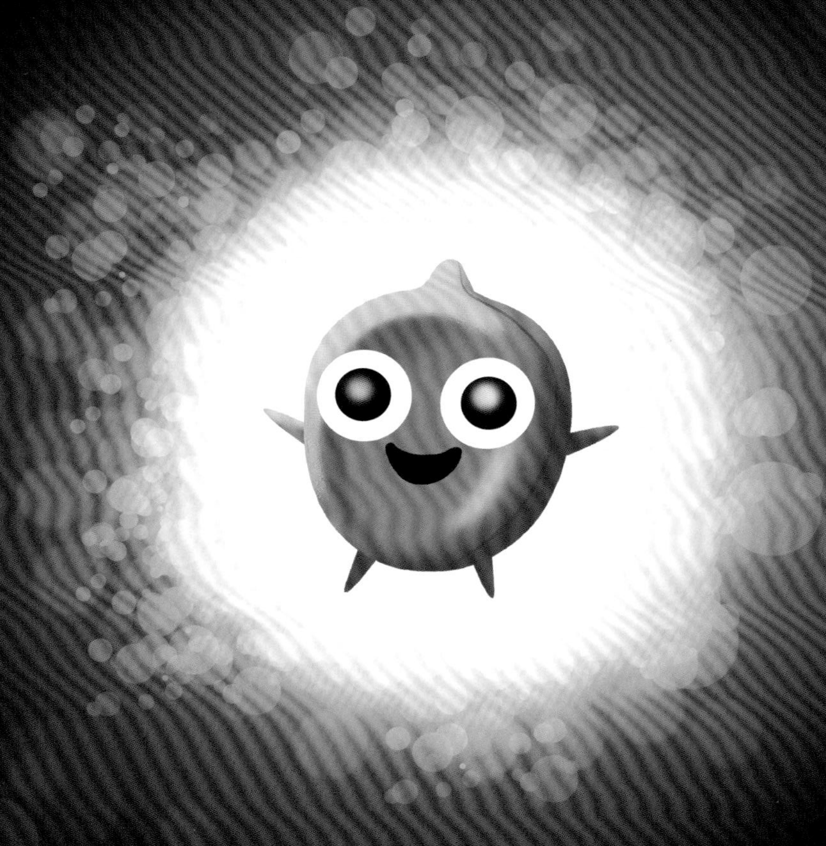

（没人
能看
到它）

却藏着一粒
小小的、有营养的
坚果仁！

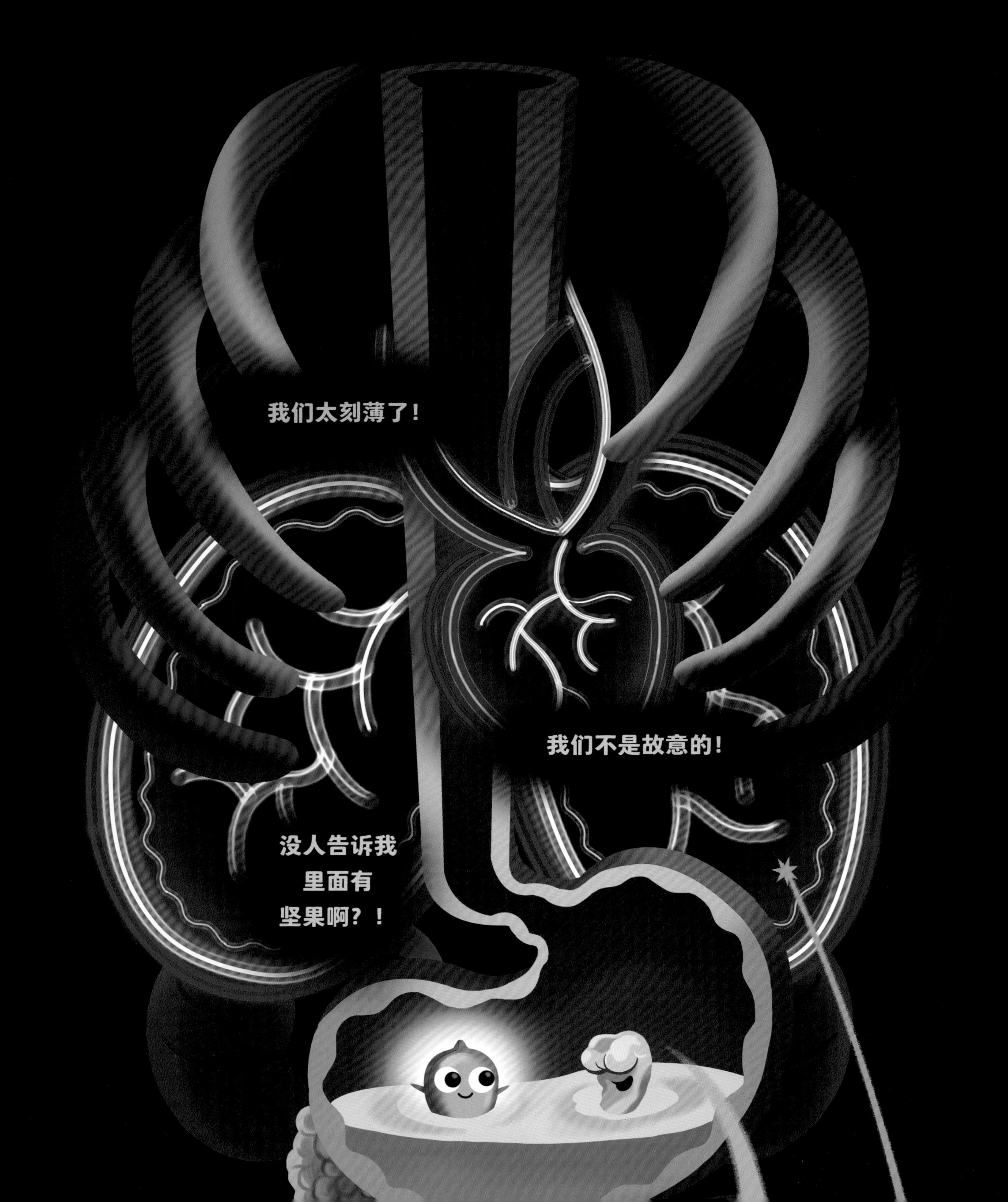
我们太刻薄了！
我们不是故意的！
没人告诉我
里面有
坚果啊？！

现在，坚果里对人体有益的物质，如蛋白质和维生素等也会被消化吸收，它们会让身体变得更加强壮。孩子，你做到了！
我……我错怪你了，小糖粒。

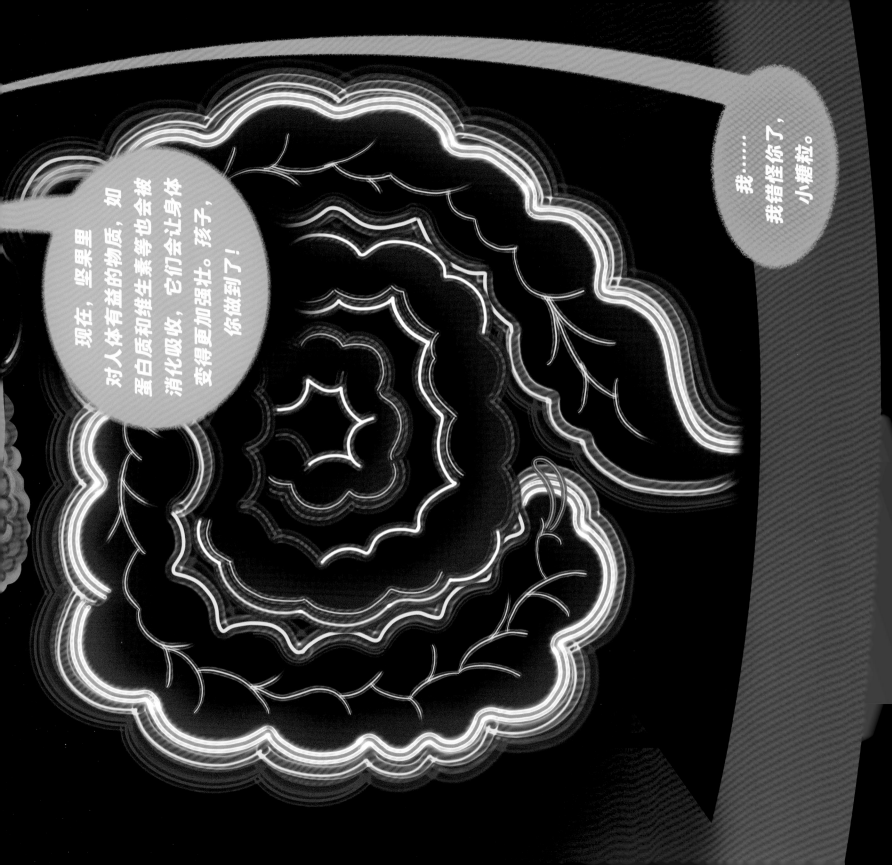

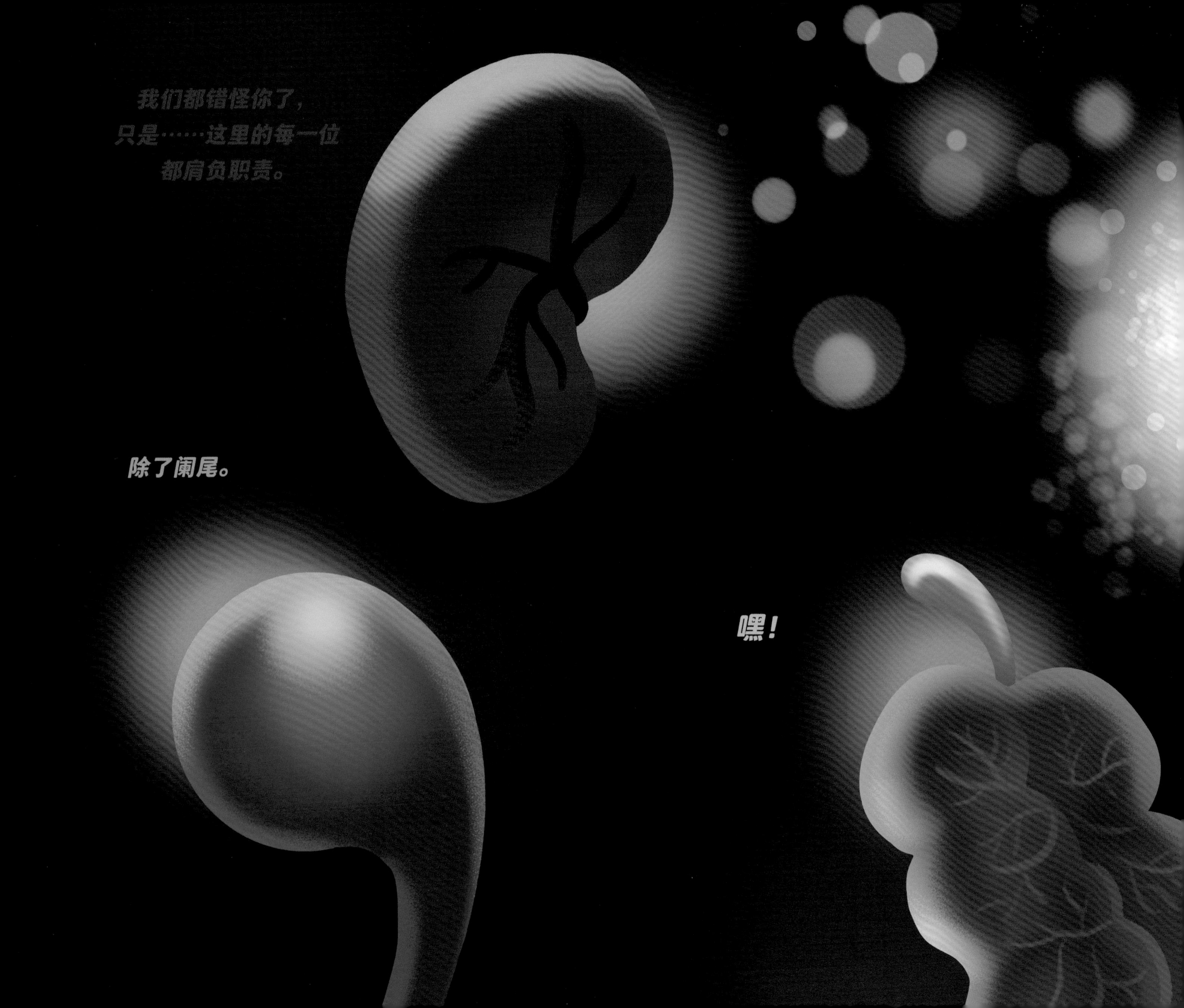
我们都错怪你了，
只是……这里的每一位
都肩负职责。
除了阑尾。
嘿！

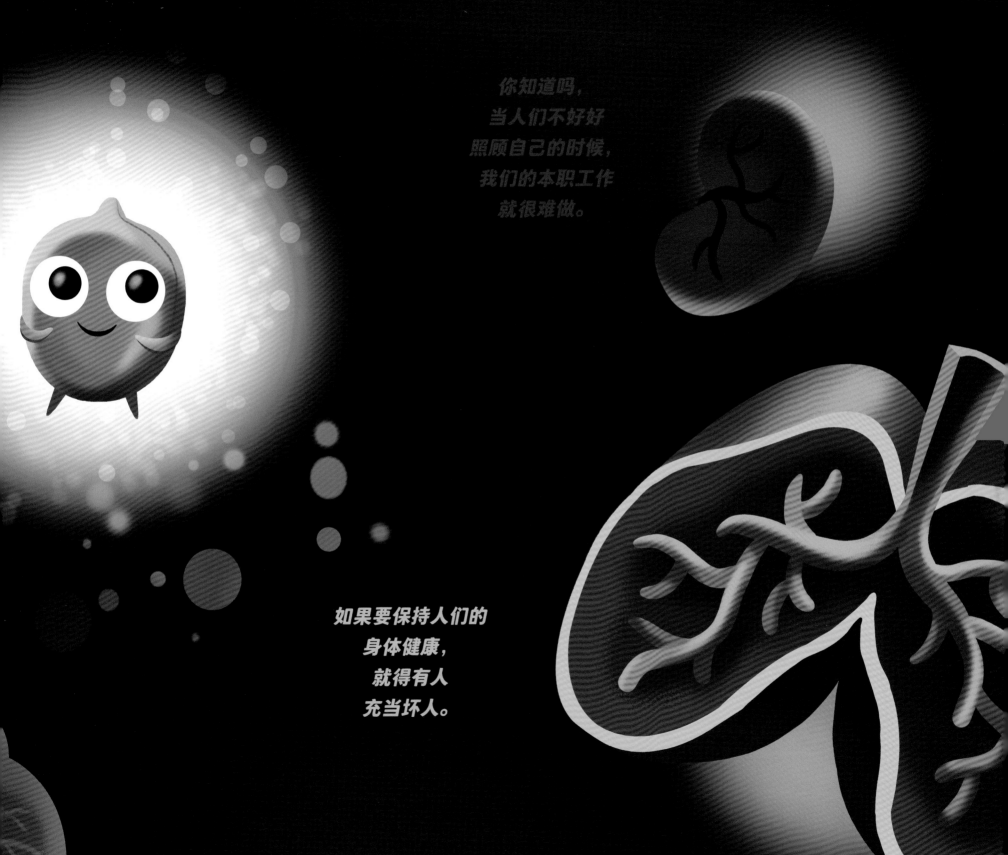

你知道吗，
当人们不好好
照顾自己的时候，
我们的本职工作
就很难做。

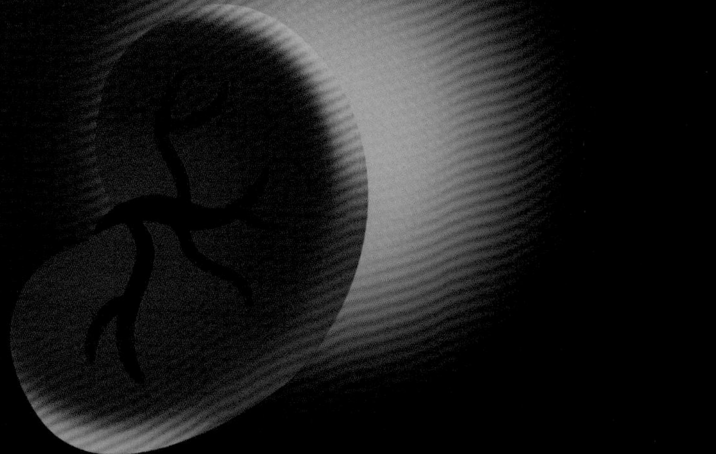

如果要保持人们的
身体健康，
就得有人
充当坏人。

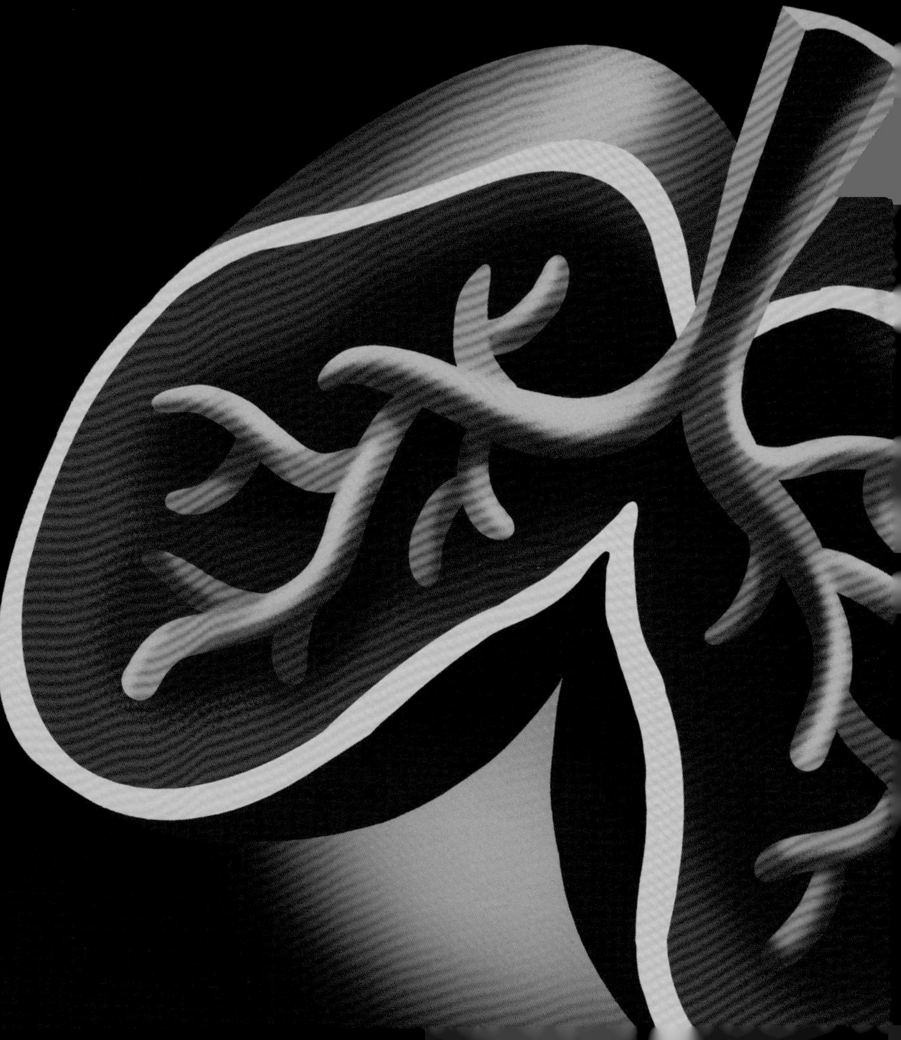

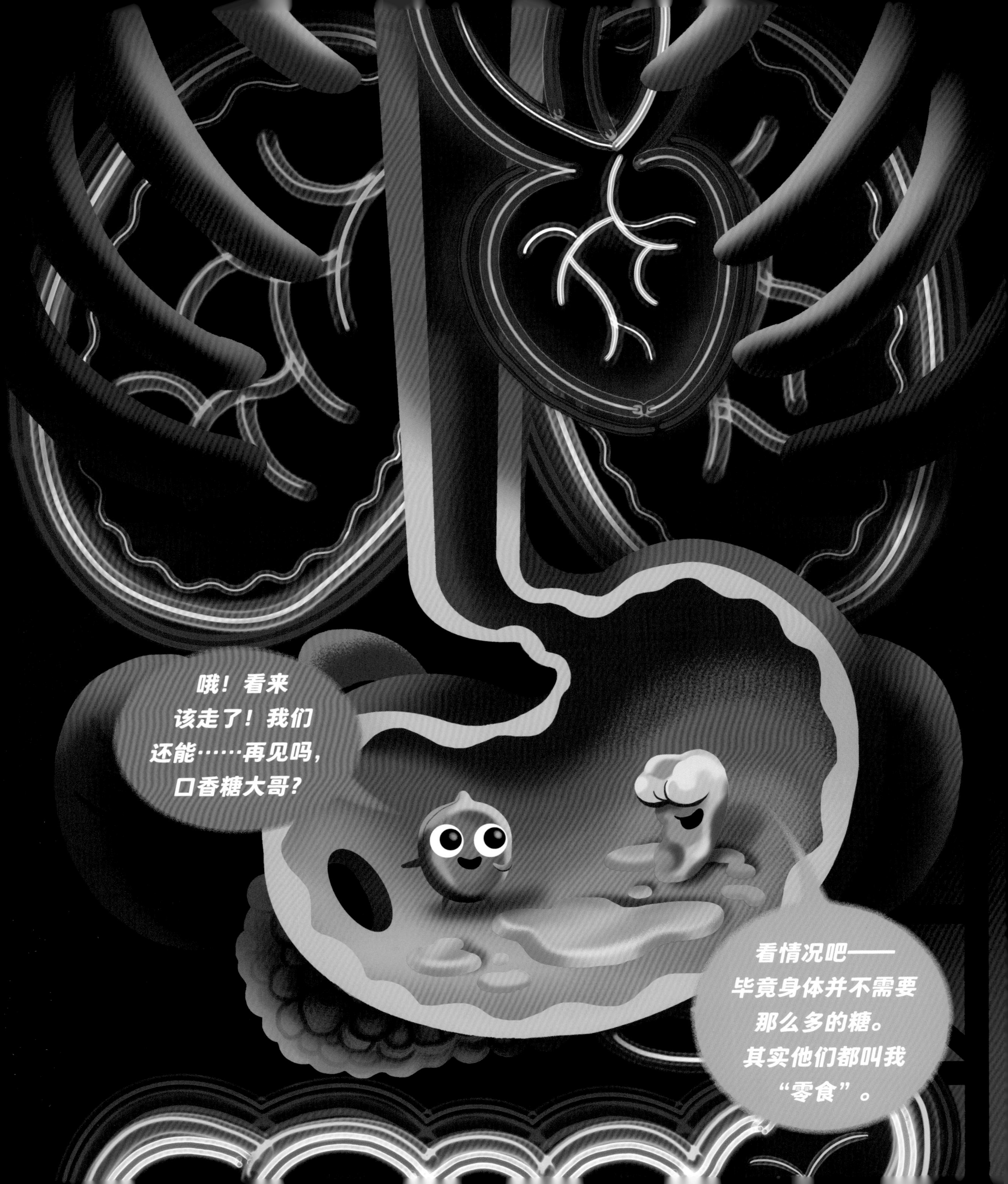
哦！看来该走了！我们还能……再见吗，口香糖大哥？
看情况吧——毕竟身体并不需要那么多的糖。其实他们都叫我“零食”。

有空给我
打电话，
零食大哥。

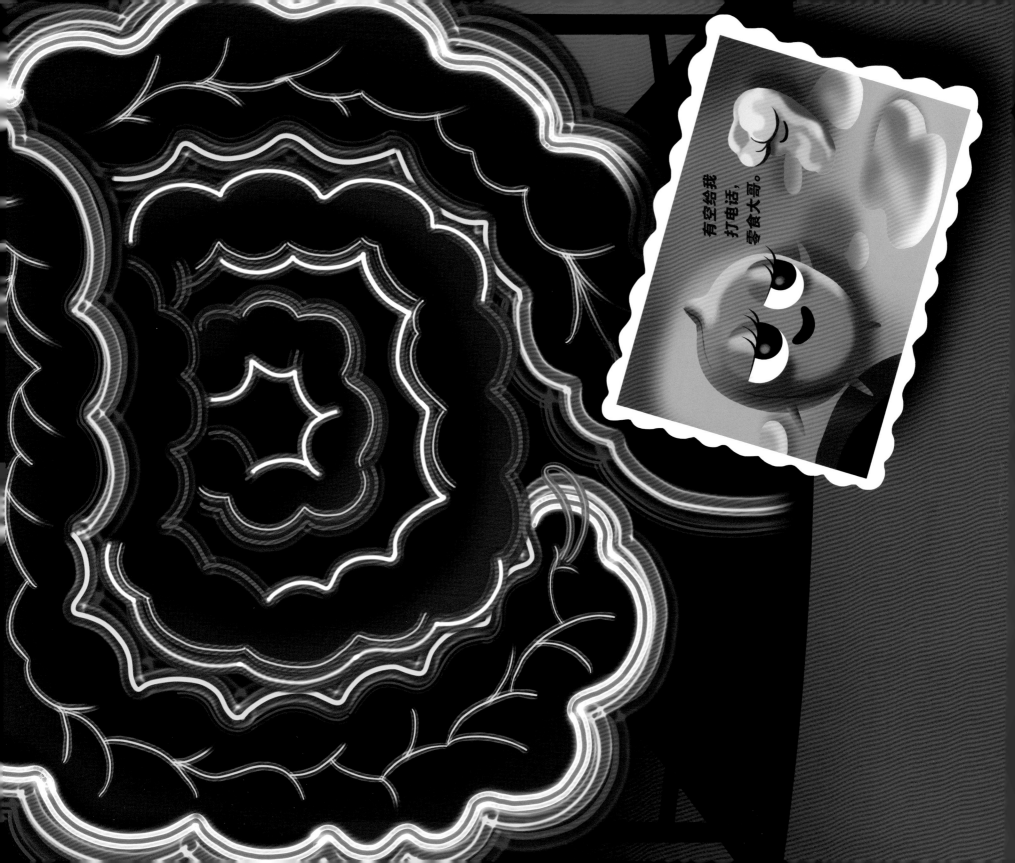

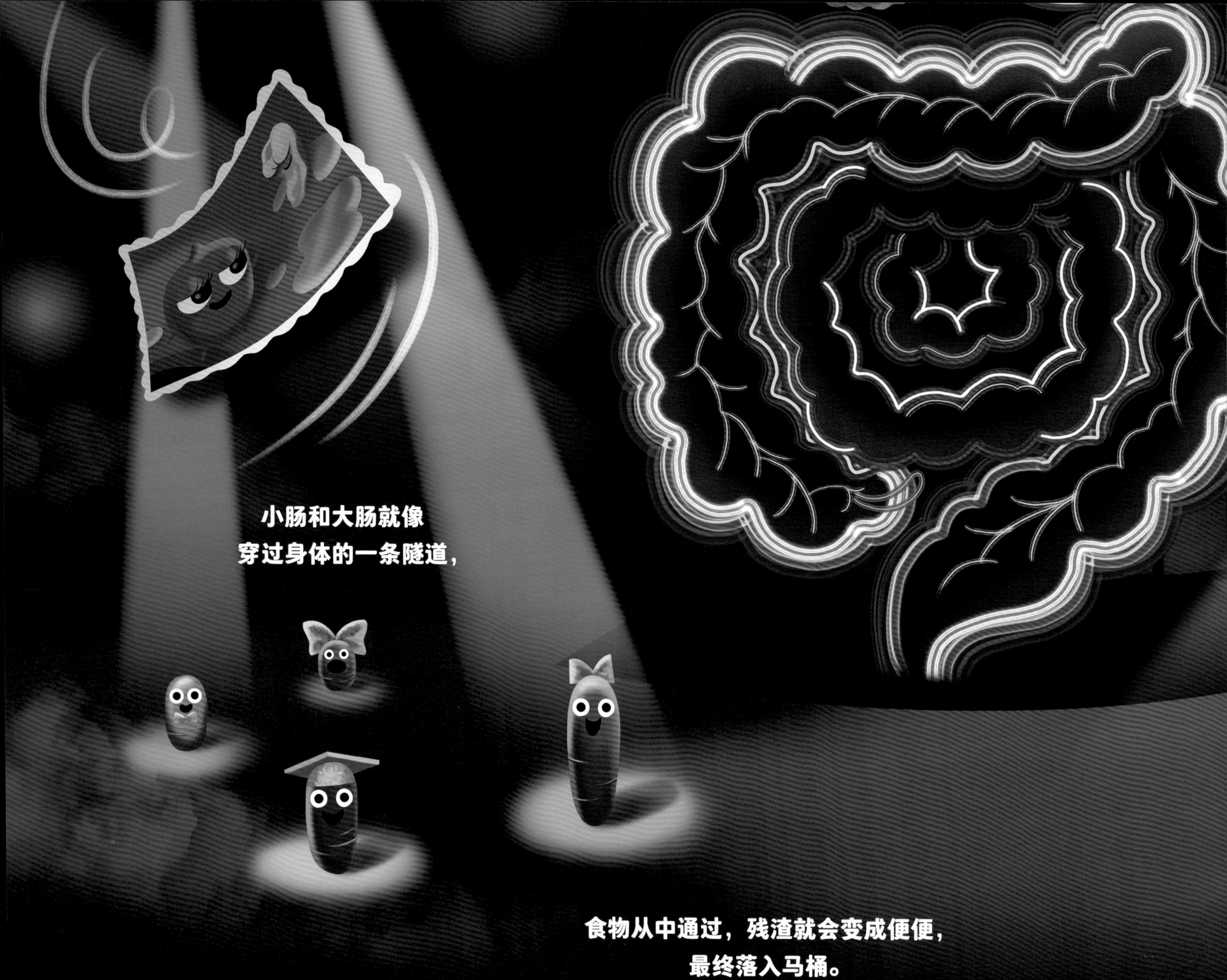

小肠和大肠就像
穿过身体的一条隧道，

食物从中通过，残渣就会变成便便，
最终落入马桶。

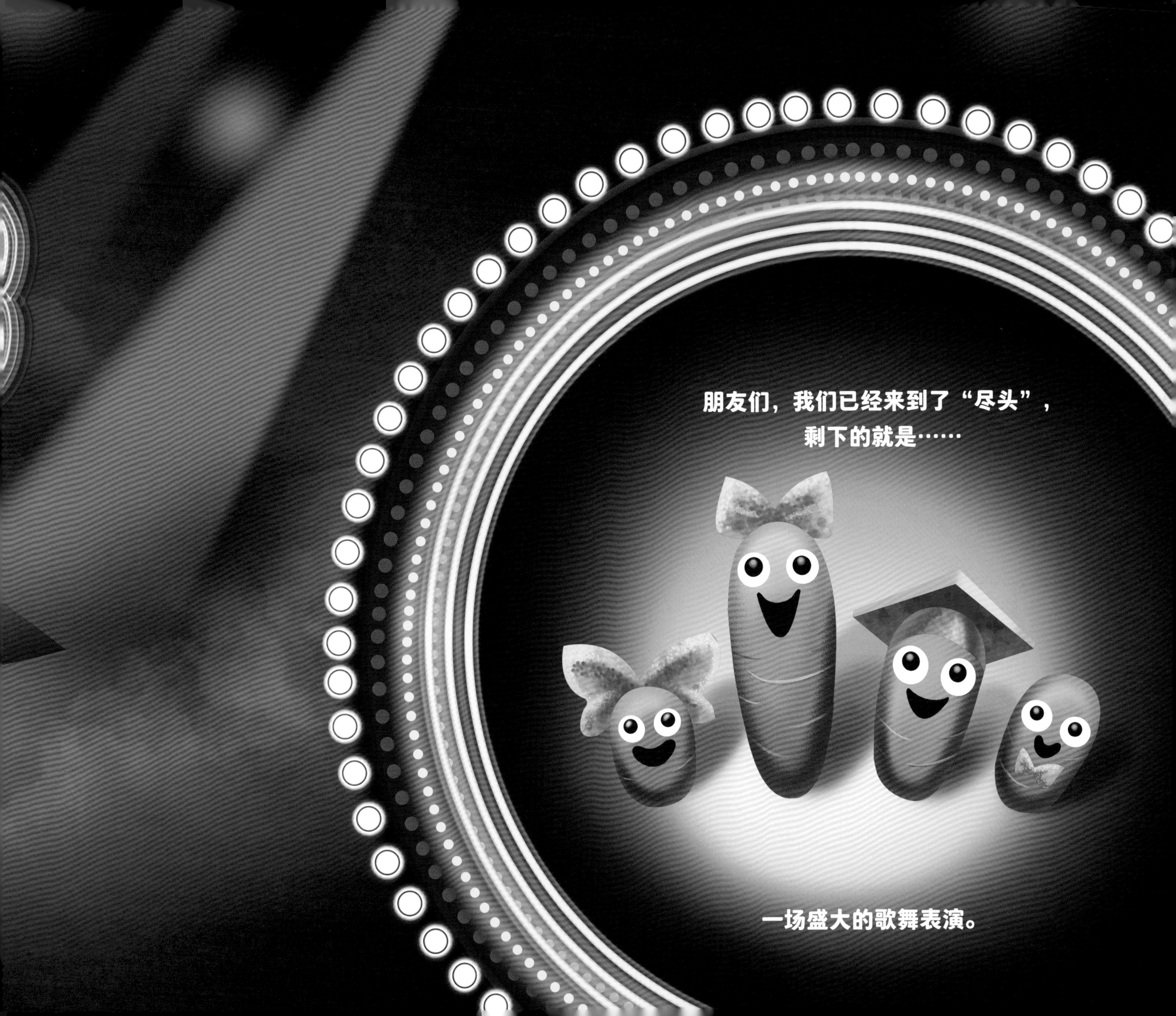
朋友们，我们已经来到了“尽头”，
剩下的就是……
一场盛大的歌舞表演。

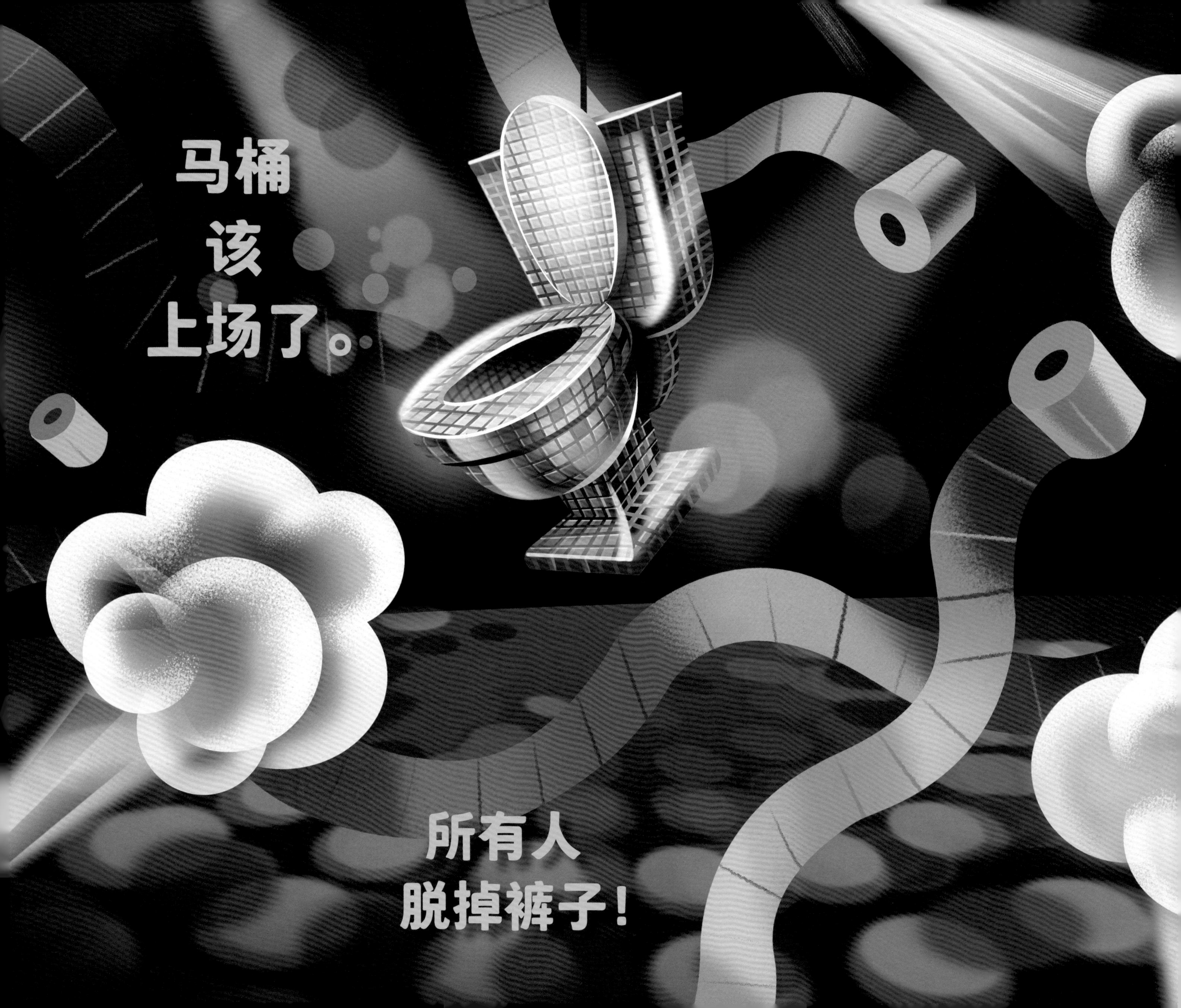

马桶
该
上场了。

所有人
脱掉裤子！

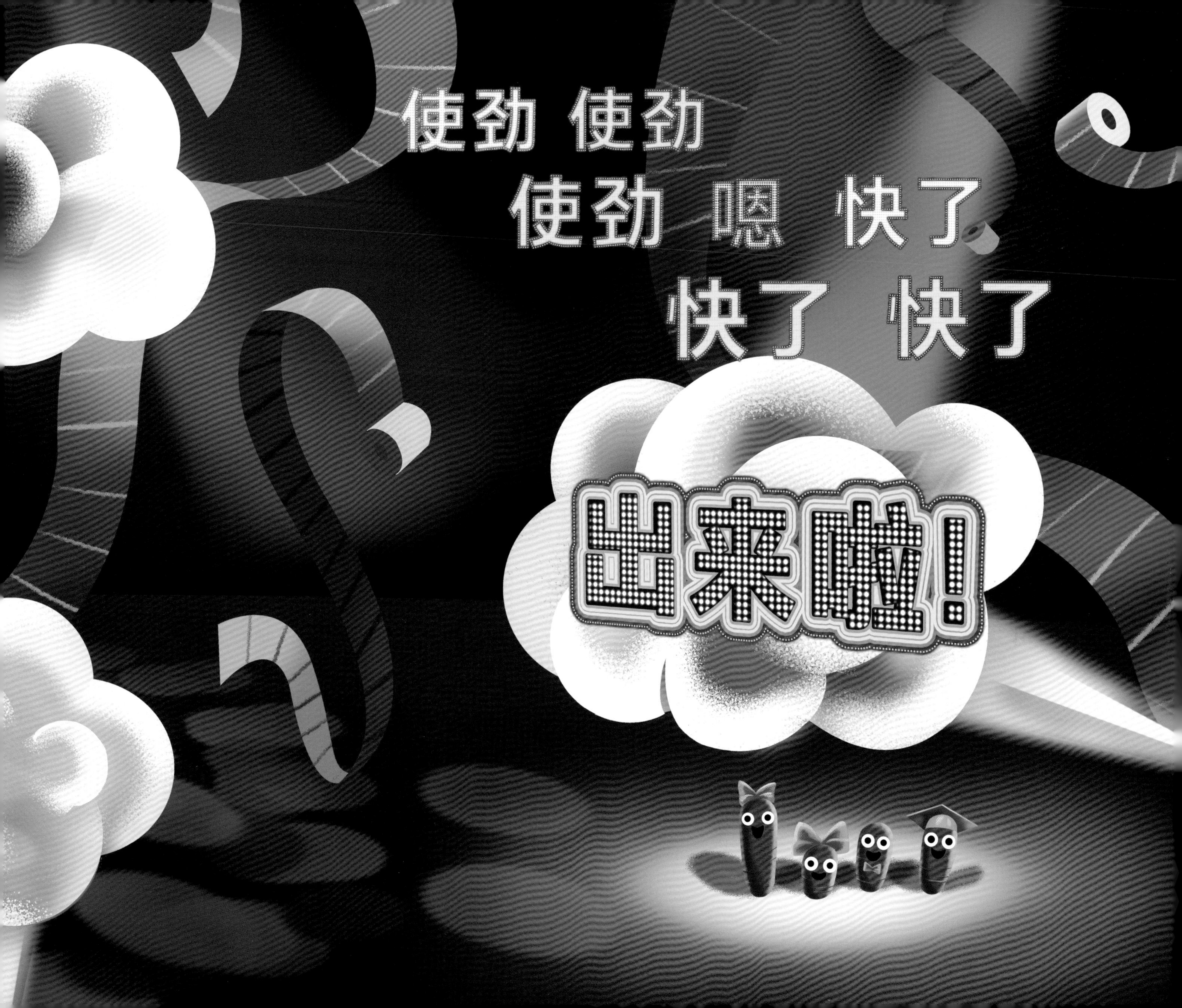
使劲 使劲
使劲 嗯 快了
快了 快了
出来啦！

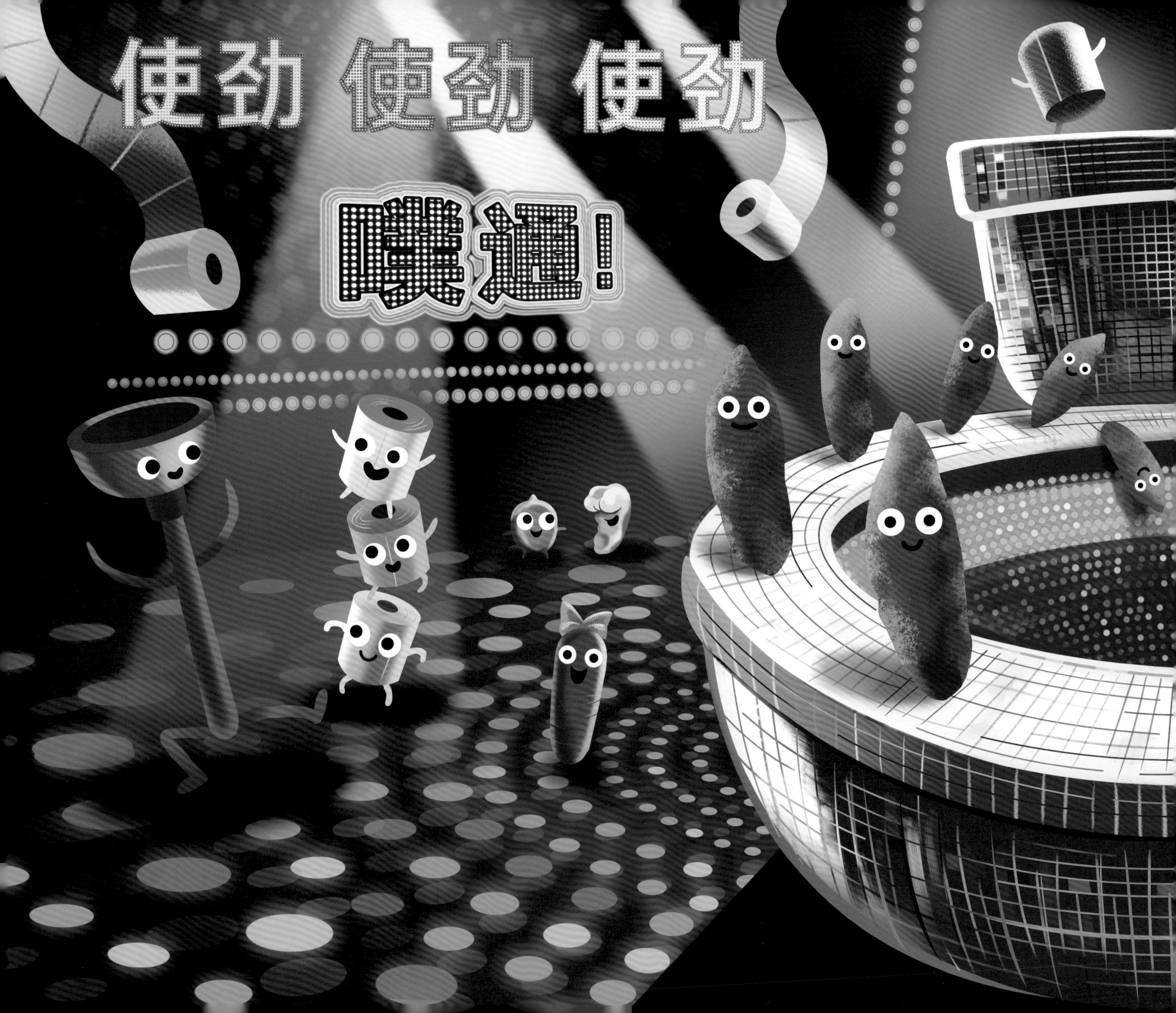
使劲 使劲 使劲
噗通！

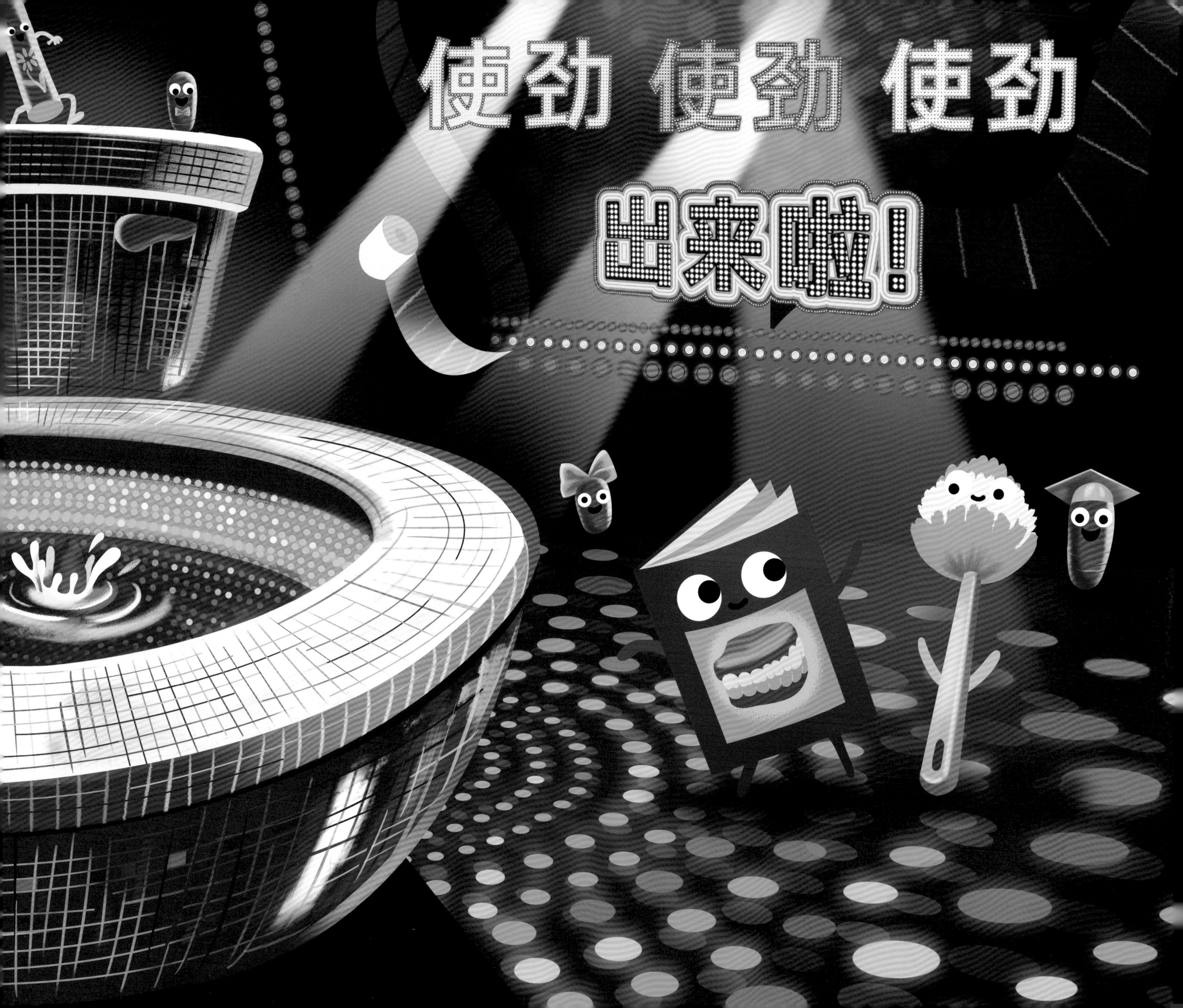
使劲 使劲 使劲
出来啦！

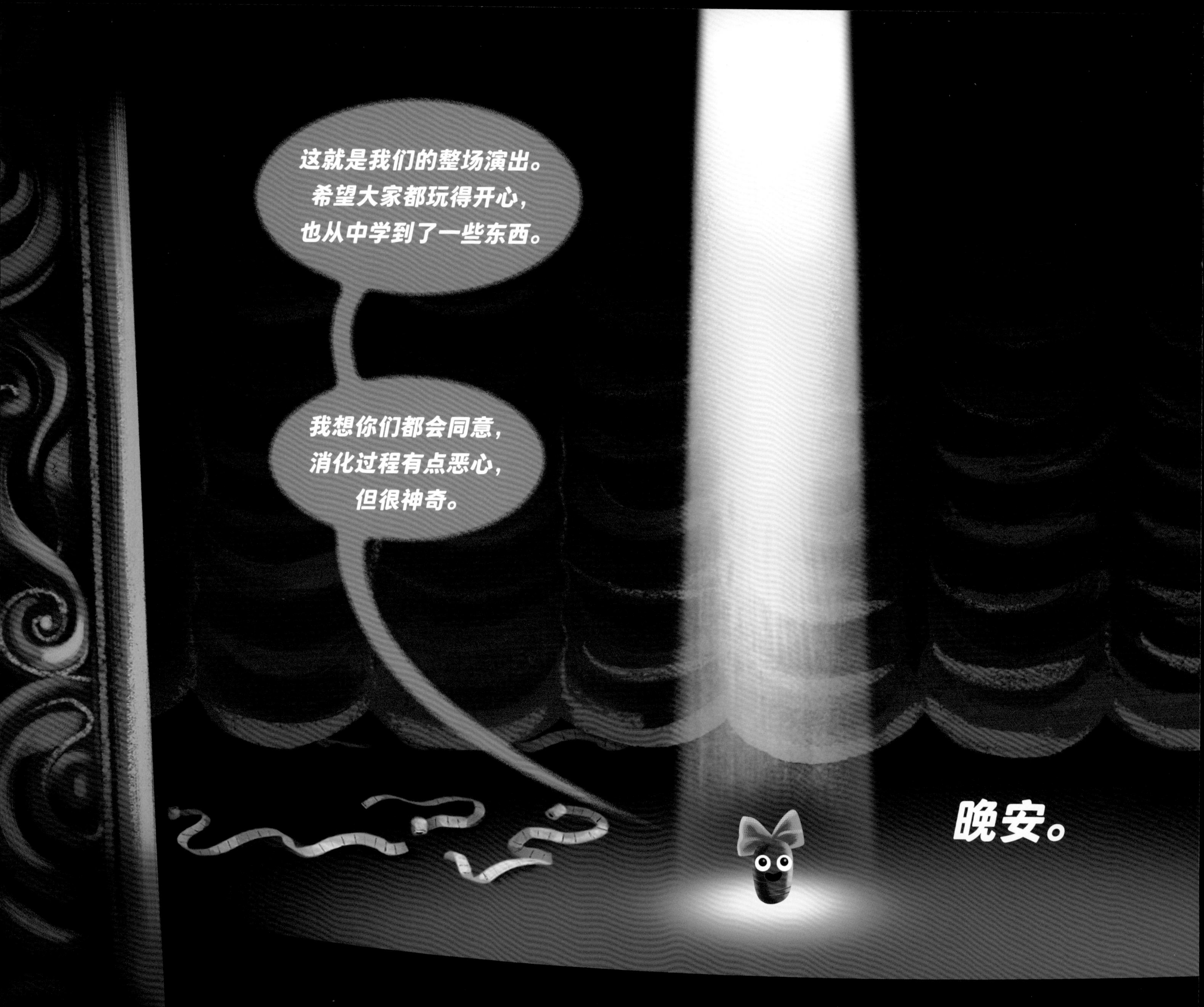
这就是我们的整场演出。希望大家都玩得开心，也从中学到了一些东西。
我想你们都会同意，消化过程有点恶心，但很神奇。
晚安。

小糖粒的故事结束了，
现在我们的演出要落幕了。

但是我们下次
吃饭的时候
还可以再见面，
再一起去身体里

转一圈！

转一圈！

转一圈！

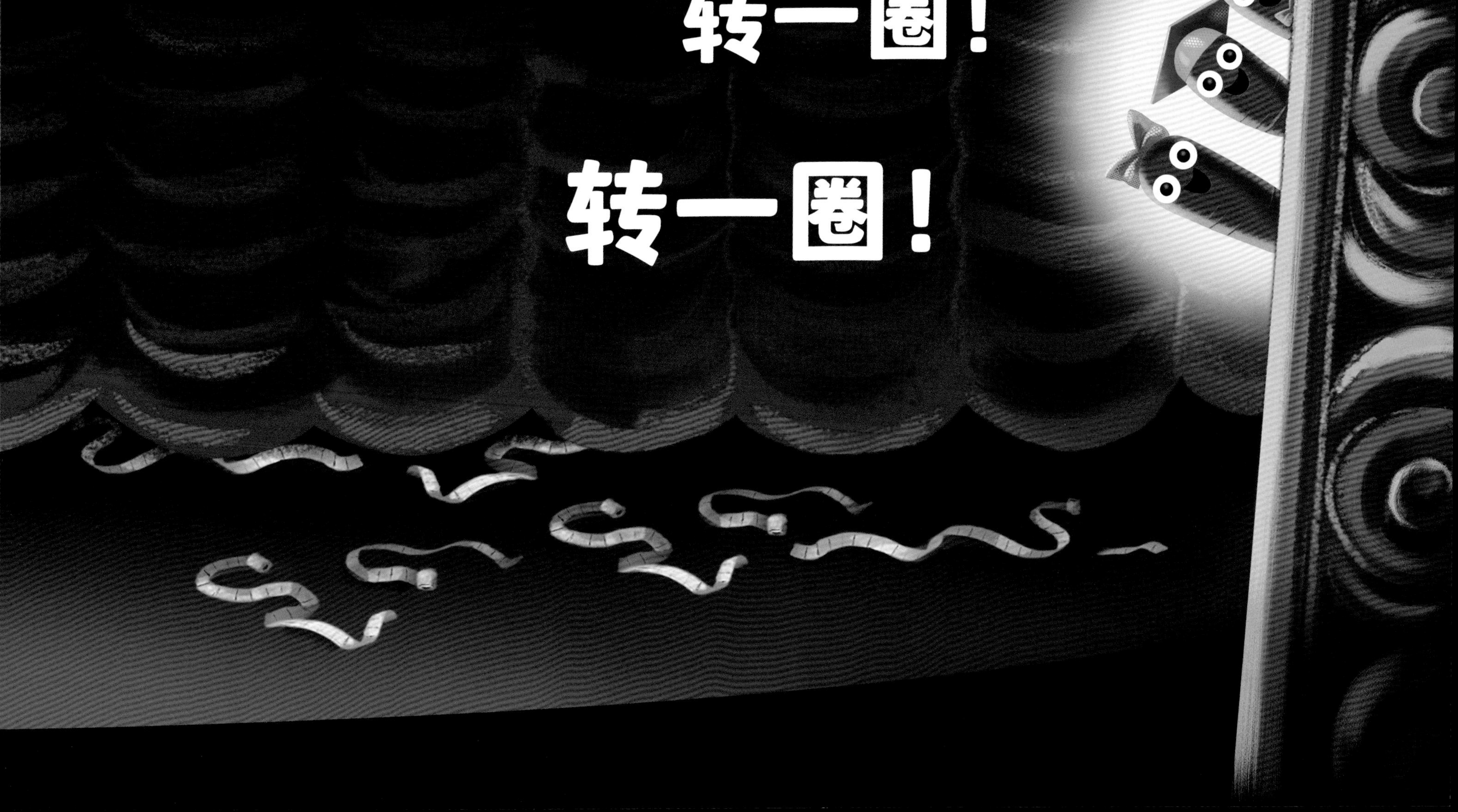

术语表

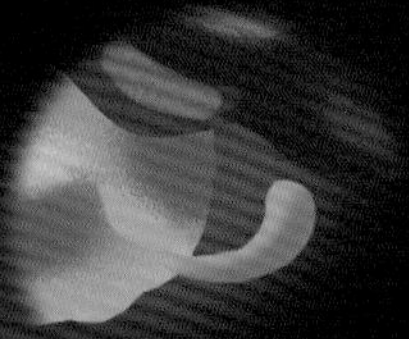

阑尾：附着在大肠上的一小截管状器官。

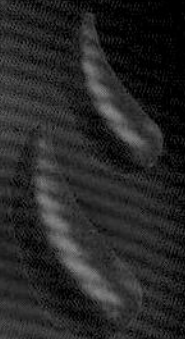

血液：一种流经全身的红色液体，输送氧气和营养成分至全身各处，并收集废物排出体外。血液中含有血浆、血小板、红细胞、白细胞、激素等。

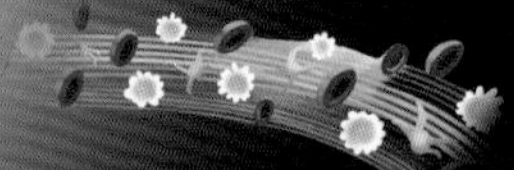

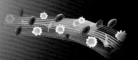

血浆：血液中的液体成分，血细胞悬浮其中。

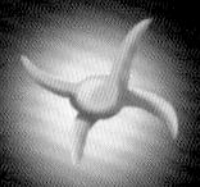

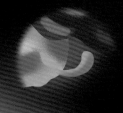

血小板：形成凝块以止血的血细胞。

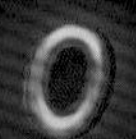

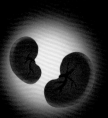

红细胞：输送氧气的血细胞。

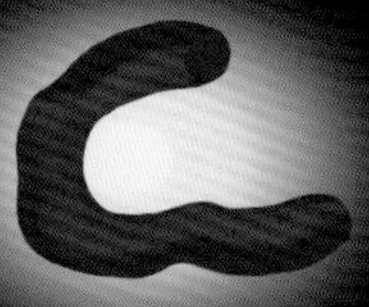

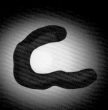

十二指肠：小肠的第一段，向上与胃连接。

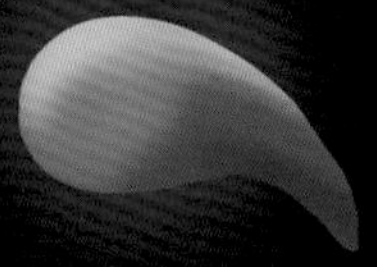

胆囊：一种储存胆汁的小囊袋，在消化时，会将胆汁排进小肠。

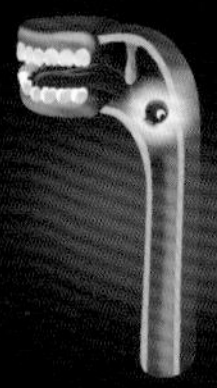

食管：连接嘴和胃的管道。

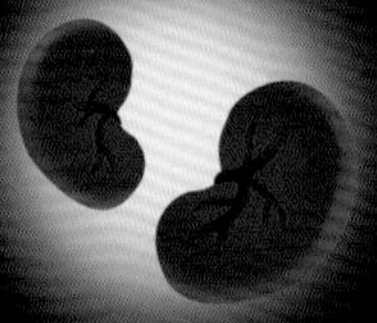

肾脏：胸腔下方的两个器官，通过生成尿液将血液中的废物排出体外。

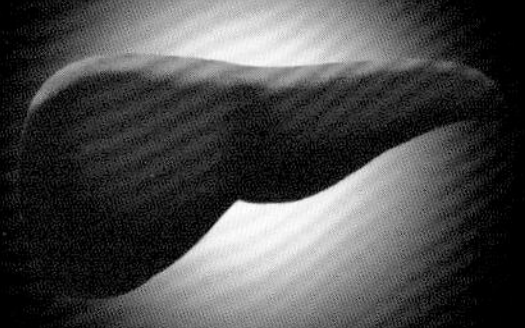

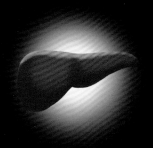

肝脏：靠近胃的一个大型器官，功能很多，包括清除体内毒素及制造胆汁。胆汁储存在胆囊中，然后被送至小肠以助消化。

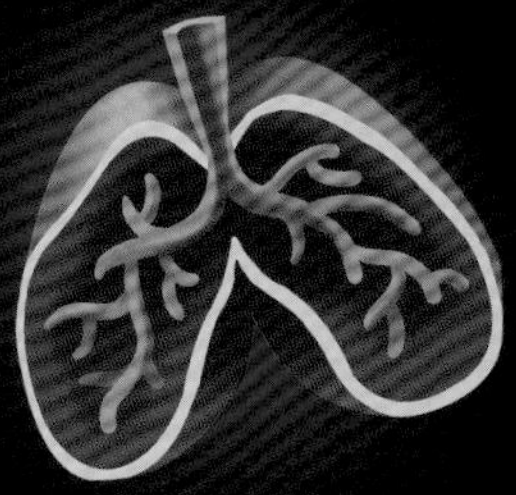

肺：胸腔中的一对器官。它们从空气中获取氧气并将氧气输送到血液中，同时将身体不需要的二氧化碳排出体外。

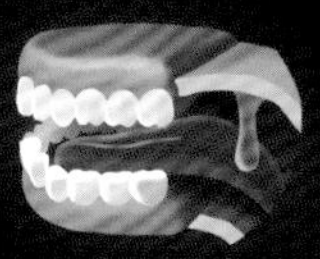

上腭：口腔的顶部。

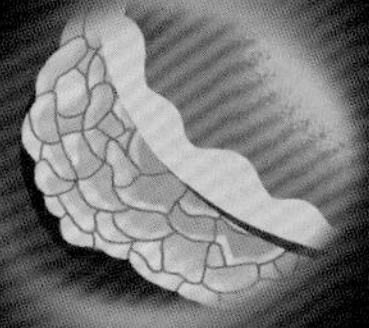

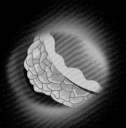

胰腺：胃后方的一个器官，负责分泌胰液，可帮助分解食物。胰腺还可帮助身体控制血液中的糖含量。

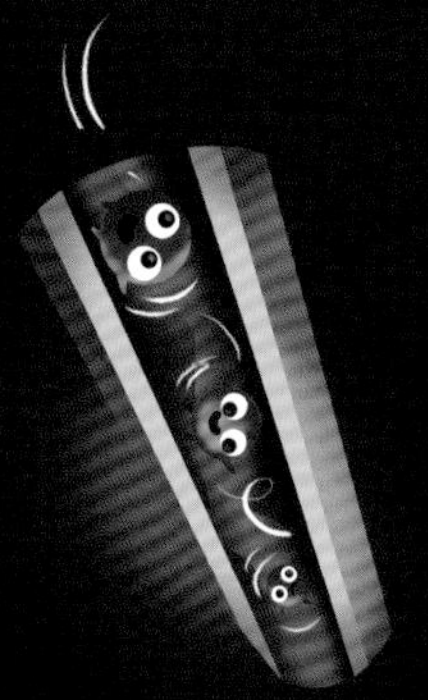

蠕动：食管、胃和肠道肌肉通过收缩和舒张，推动食物在消化道内运动。

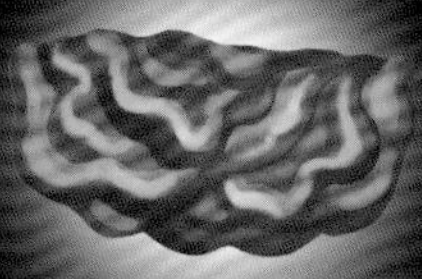

小肠：一个长而弯曲的器官，食物通过胃后会进入这里。食物中大部分有益营养成分被小肠吸收。

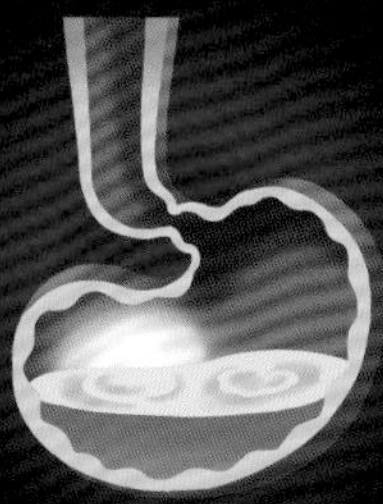

胃：介于食管和小肠之间的中空器官，具有一定的消化功能，将食物与消化酶和胃酸充分混合，并使食物分解。

循环系统：分布于全身各部的连续封闭管道系统，它包括心血管系统和淋巴系统。心血管系统内循环流动的是血液，淋巴系统内流动的是淋巴液。

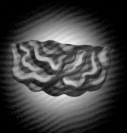

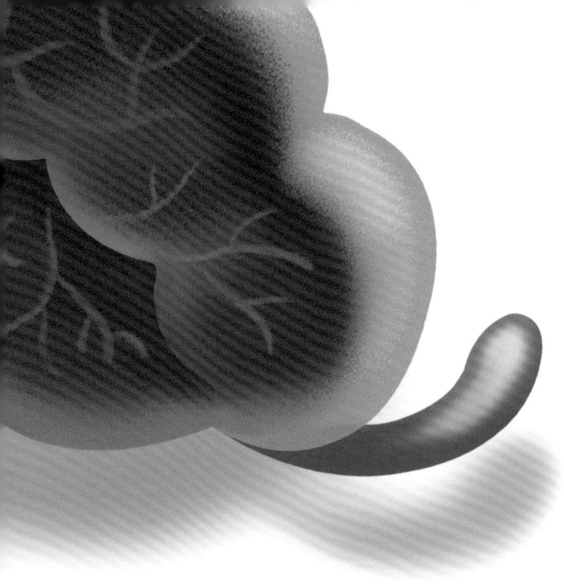

阑尾

你好，嗯，我只是想说医生们不再认为阑尾一无是处了——他们现在认为我有好多用处，我是益生菌的安乐窝。

嗯，“安乐窝”。

好，就这些，谢谢！

图书在版编目（CIP）数据

小糖粒的人体大冒险 /（美）亚当·雷克斯著；（美）劳拉·帕克绘；韦萌，杜大宝译. -- 北京：科学普及出版社，2025. 1. -- ISBN 978-7-110-10836-9

Ⅰ. R32-49

中国国家版本馆 CIP 数据核字第 2024P18V86 号

小糖粒的人体大冒险
XIAOTANGLI DE RENTI DA MAOXIAN

策划编辑：郭春艳　　科学审订：施恒荷
责任编辑：郭春艳　　责任校对：吕传新
装帧设计：唐志永　　责任印制：李晓霖

出版：科学普及出版社　　邮编：100081
发行：中国科学技术出版社有限公司　　发行电话：010-62173865
地址：北京市海淀区中关村南大街 16 号　　传真：010-62173081
网址：http://www.cspbooks.com.cn

开本：889 mm × 1194 mm　1/12
印张：$6\frac{1}{3}$　　字数：120 千字
版次：2025 年 1 月第 1 版　　印次：2025 年 1 月第 1 次印刷
印刷：北京顶佳世纪印刷有限公司

书号：ISBN 978-7-110-10836-9 / R · 936　　定价：72.00元

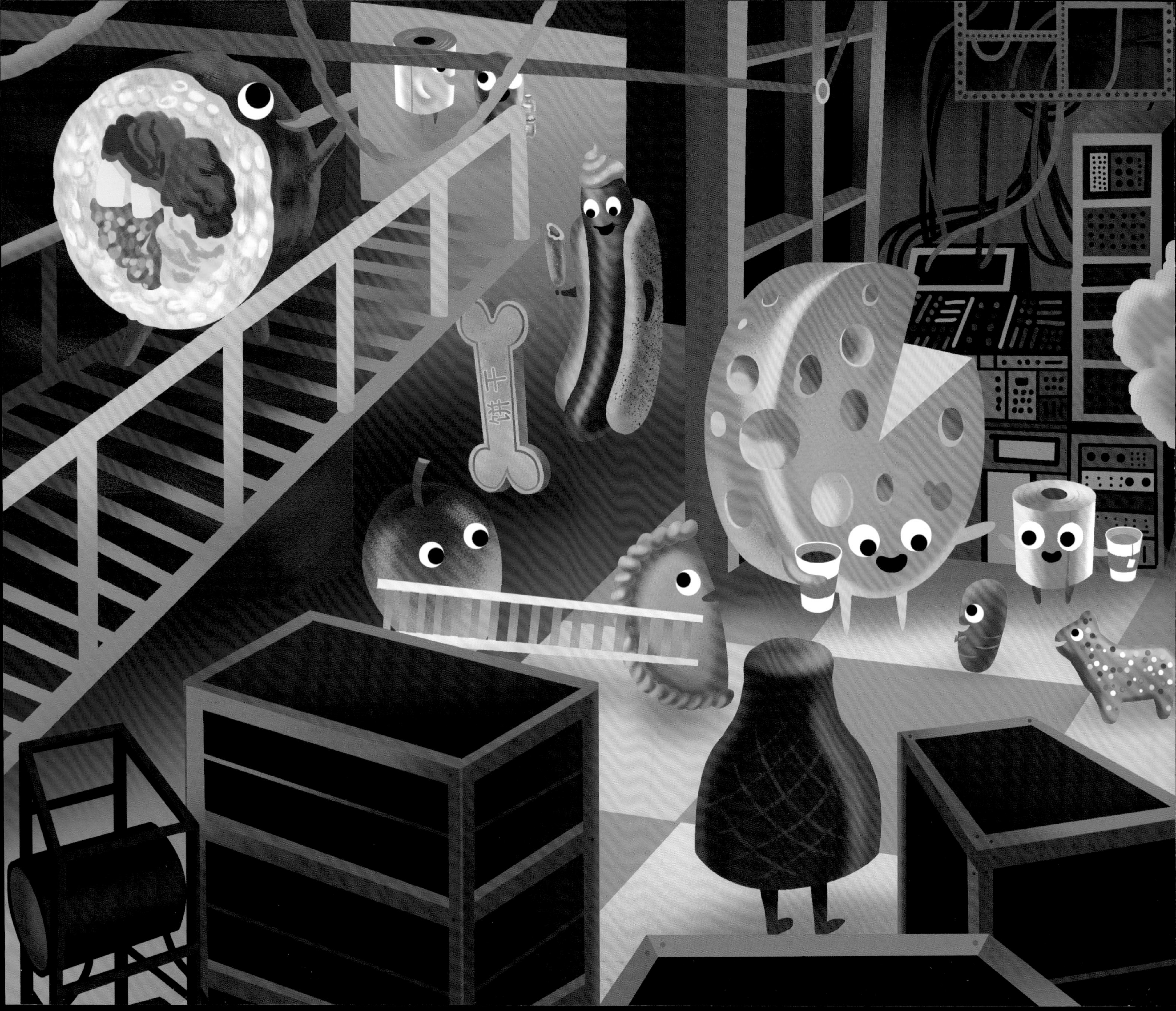
饼干